Rücken-training

Die Wirbelsäule gezielt stärken

Dr. med. Johannes Weiß

compact via

Außerdem erhältlich:

Bluthochdruck – Vorbeugen und dauerhaft senken
Diabetes mellitus – Blutzucker senken, bewusster leben
Migräne – Schmerzattacken vermeiden und behandeln
Schlafstörungen – Ursachen erkennen und behandeln
Schüßler-Salze – Gesund mit den 12 Mineralstoffen

Über den Autor:

Nach dem Medizinstudium und einer Ausbildung in Innerer Medizin an
verschiedenen Kliniken arbeitet Dr. med. Johannes Weiß seit mehreren
Jahren als Medizinjournalist. Er schreibt sowohl für die Fach- als auch für
die Laienpresse.

compact via ist ein Imprint der Compact Verlag GmbH

© 2010 Compact Verlag GmbH München

Text: Dr. Johannes Weiß, Linda Freutel (Tests; Fallbeispiele; Kästen S. 29;
S. 92 bis 115; S. 118; S. 16 A. o.; S. 21; S. 22 o.; S. 30 f.; S. 40 Mitte bis S. 41
Mitte; S. 67 bis 69; S. 74 A. u. bis S. 75 A. o.; S. 89 Mitte; S. 103; S. 119 f.)
Redaktion: Christine Hoffmann
Produktion: Wolfram Friedrich
Titelabbildung: mauritius images
Layout: h3a GmbH, München
Umschlaggestaltung: h3a GmbH, München

ISBN 978-3-8174-7933-7
5479331

Besuchen Sie uns im Internet: www.compact-via.de

Inhalt

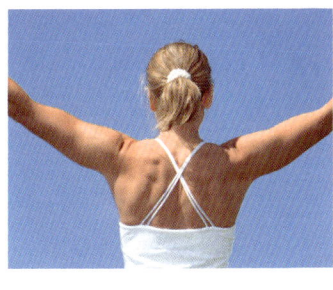

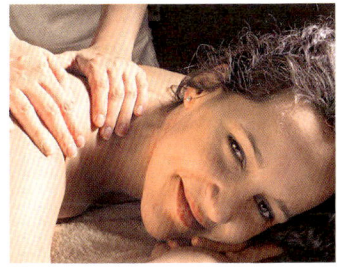

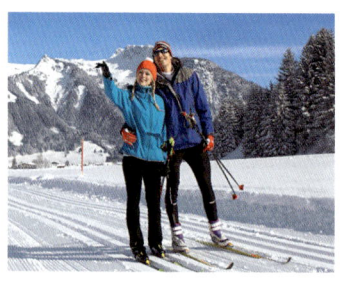

So bleibt Ihr Rücken fit 70

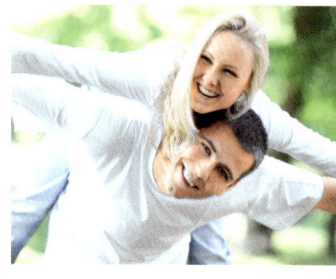

Serviceteil 121

Vorwort

Der menschliche Rücken ist ein äußerst komplexes Gebilde. Nur wenn alle seine Elemente reibungslos zusammenarbeiten, kann er problemlos und v. a. schmerzfrei funktionieren. Ist jedoch ein Teil des Rückens überfordert oder gar geschädigt, beeinflusst dies das ganze ausgeklügelte System.

Die moderne Lebensweise ist nicht besonders rückenfreundlich. Denn obwohl die menschliche Wirbelsäule nicht für langes Sitzen geeignet ist, verbringen die meisten Menschen heutzutage ihren Arbeitstag sitzend hinter dem Schreibtisch. Zudem werden gerade beim Heben und Bücken, aber auch bei solch banal erscheinenden Dingen wie Sitzen, Stehen und Liegen sehr viele Fehler gemacht und die Wirbelsäule häufig falsch belastet.

Das muss nicht sein, denn Sie können mit relativ einfachen Mitteln Rückenbeschwerden vorbeugen. Und wenn es doch einmal so weit gekommen ist, lässt sich mitunter einiges dagegen unternehmen. Ausreichend Bewegung, rückenfreundliches Verhalten im Alltag und regelmäßige Gymnastik können da oft wahre Wunder wirken.

In diesem Ratgeber erfahren Sie Wissenswertes über den Aufbau der Wirbelsäule, die häufigsten Ursachen von Rückenbeschwerden und wie man diese am besten behandelt. Darüber hinaus finden Sie wertvolle Tipps, wie Sie Rückenbeschwerden vorbeugen können, und Ratschläge zur Rückenschonung. Ausführlich beschriebene Gymnastikübungen für Beweglichkeit, Dehnung, Kräftigung und Entspannung bringen Ihren Rücken wieder in Schwung und verhelfen Ihnen zu einem schmerzfreien Leben.

Viel Spaß und Erfolg wünscht Ihnen

Dr. med. Johannes Weiß

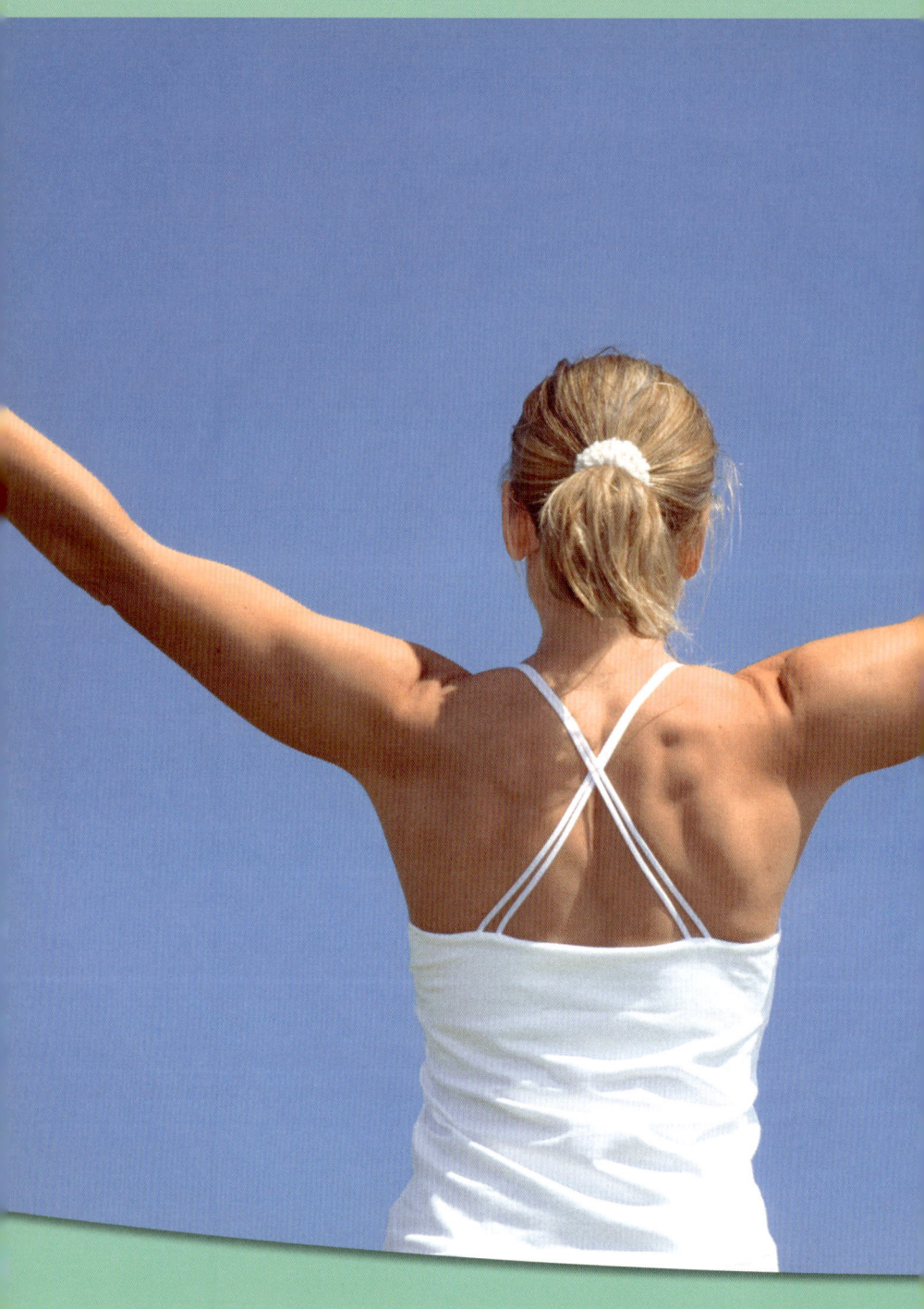

Aufbau und Funktion des Rückens

Rückenschmerzen sind mittlerweile eine Volkskrankheit. Doch wie entstehen sie? Wie funktioniert der Rücken? Welche Rolle spielen dabei eigentlich Muskeln und Nervensystem?

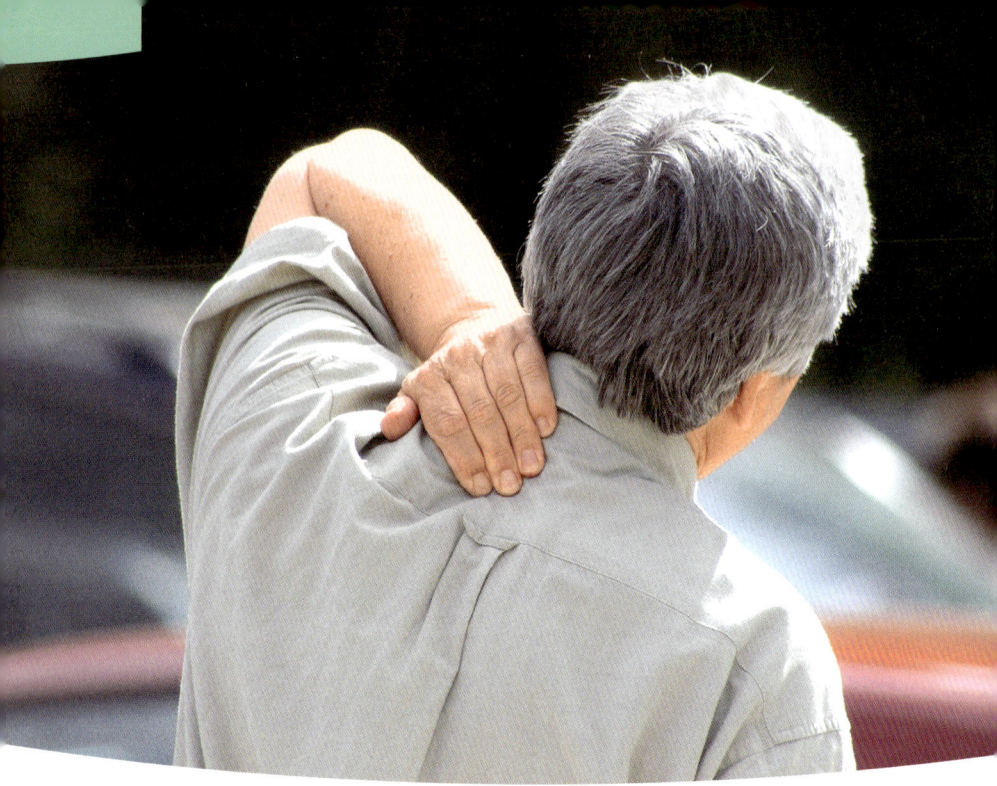

Volkskrankheit Rückenschmerzen

Die Beschwerden rund um die Wirbelsäule haben sich mittlerweile zu einer regelrechten Volkskrankheit ausgewachsen. Auch der Ausdruck „Zivilisationskrankheit" ist hier nicht ganz fehl am Platz, denn Rückenschmerzen sind ein großes Problem der Industrienationen und in den Ländern der sogenannten dritten Welt nahezu unbekannt. Kein Wunder bei unserer Lebensweise: Da die meisten Menschen in den westlichen Ländern den Großteil des Tages am Schreibtisch und vor dem Computer zubringen, fehlt es ihnen an Bewegung, eine falsche Sitzhaltung tut ihr Übriges dazu. Auch im sonstigen alltäglichen Leben verhalten sich viele Menschen nicht gerade wirbelsäulenfreundlich, sei es beim Liegen, Laufen, Bücken oder wenn Sie Lasten und Gewichte heben. Hinzu kommt bei einigen noch Übergewicht – kein Wunder, wenn das Rückgrat da Probleme macht.

Früh übt sich

Diese Beschwerden fangen inzwischen immer früher an: Rund 60 Prozent der Kinder haben Angaben von Wissenschaftlern zufolge Haltungsschäden, im Alter zwischen sieben und 17 Jahren klagt bereits jedes dritte von ihnen über Kopf- oder Rückenschmerzen.

Bei den Erwachsenen sieht es noch schlimmer aus: Vier von fünf hatten schon mindestens ein Mal in ihrem Leben Probleme mit dem Rücken, bei einem Drittel von ihnen dauerten die Beschwerden für längere Zeit an. Frauen liegen hier übrigens vorn. Im Alter zwischen 30 und 60 Jahren klagen bis zu 80 Prozent der weiblichen Bevölkerung über häufigere Schmerzen, bei den Männern sind es bis zu 70 Prozent. Je älter die Patienten sind, desto mehr nehmen die Beschwerden zu. Bei knapp der Hälfte stehen die Probleme im Zusammenhang mit dem Beruf.

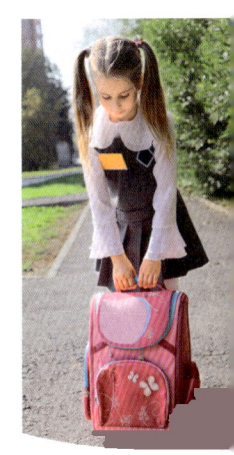

Verlorene Arbeitskraft

Da wundert es nicht, dass dadurch sehr viel an Arbeitszeit und -kraft verloren geht. Bei den Krankschreibungen stehen Rückenprobleme bei Männern an erster und bei Frauen an zweiter Stelle. Im Schnitt fehlt jeder Rückenpatient zehn Tage pro Jahr. Das zieht seine Kreise weiter bis in die Berufsunfähigkeit: Mehr als 60 Prozent der Invaliditätsanträge werden aufgrund von Rückenbeschwerden gestellt, die gleiche Zahl gilt auch für die Kuranträge. Dauern die Probleme mit der Wirbelsäule länger als ein halbes Jahr an, so kann nur etwa jeder zweite Patient anschließend wieder in den Arbeitsprozess eingegliedert werden. Rund jede fünfte Berufs- und Erwerbsunfähigkeitsrente kommt auf diese Art und Weise zustande.

Es geht alle an

Rückenschmerzen sind also keineswegs bloß eine Randerscheinung, sondern haben sich inzwischen zu einem massiven Problem entwickelt, das nicht nur für den Einzelnen schmerzhaft und unangenehm ist, sondern auch die Allgemeinheit mit enormen Kosten belastet. Dass die Öffentlichkeit aufmerksam geworden ist, zeigt das starke Interesse an den Problemen. Volkshochschulen bieten Kurse zur Rückengymnastik an und es gibt mittlerweile eine ganze Reihe von Selbsthilfegruppen und Diskussionsforen für Rückengeschädigte.

Rückenschmerzen sind ein Thema in der Öffentlichkeit.

TEST

SIND SIE ANFÄLLIG FÜR RÜCKENLEIDEN?

- Verbringen Sie mehr als sechs Stunden am Tag im Sitzen oder im Stehen?
- Haben Sie Übergewicht?
- Sind Sie älter als 40 Jahre?
- Treiben Sie gar keinen oder weniger als zwei Mal die Woche Sport?
- Sind in Ihrer Familie Fälle von Arthrose und / oder Bandscheiben-
  problemen bekannt?
- Empfinden Sie Ihren Alltag als stressig?

Lösung:
Wenn Sie alle oder mehr als drei Fragen mit „Ja" beantwortet haben, tragen Sie ein erhöhtes Risiko für Rückenbeschwerden. Um dem vorzubeugen, lassen Sie sich am besten von einem Mediziner oder Physiotherapeuten beraten. Ferner ist regelmäßige Bewegung (zwei bis vier Mal pro Woche) die beste Vorsorge.

Die Ursache: Fehlbelastungen

Rückenbeschwerden entstehen meist durch Verschleißerscheinungen an der Wirbelsäule. Schuld daran sind häufig Fehlbelastungen, die sich durch falsches Verhalten im alltäglichen Leben ergeben, etwa beim Stehen, Sitzen, Heben oder Bücken. Rückenbeschwerden sind aufgrund der bewegungsarmen Lebensweise typisch in Industrienationen Doch Rückenschmerzen sind keineswegs ein unabwendbares Schicksal, dem Sie sich fügen müssten.

Im Gegenteil: Sie können, indem Sie sich richtig und wirbelsäulengerecht verhalten und bewegen, den Problemen wunderbar vorbeugen. Aber auch wenn es einmal soweit gekommen ist, können Sie aktiv etwas dagegen tun und die Beschwerden abmildern. Wie dies geht, und was Sie dafür tun müssen, will Ihnen dieser Ratgeber zeigen, damit Sie in Zukunft mit festem Rückgrat und v. a. ohne Schmerzen durchs Leben kommen.

INFO

AUF EINEN BLICK:
RUND UM DEN RÜCKEN

- Fehlhaltungen und Bewegungsarmut sind häufig die Ursache für Rückenbeschwerden.
- Rund 60 Prozent der Kinder weisen Haltungsschäden auf.
- Schon jedes dritte Kind zwischen sieben und 17 Jahren hat Rückenprobleme.
- 80 Prozent der Erwachsenen hatten schon mindestens ein Mal im Leben Rücken-beschwerden.
- Diese stehen als Ursache für Krank-schreibungen ganz oben und verursachen pro Jahr 75 Millionen verlorene Arbeits-stunden.
- Dem Sozialwesen entstehen dadurch jähr-lich Kosten in Höhe von 15 Milliarden Euro.

Die Bausteine des Rückens

Als Rücken wird derjenige Teil des menschlichen Körpers bezeichnet, der zwischen dem Hinterkopf und dem Kreuzbein liegt. Es ist ein fein abgestimmtes System aus Knochen, Gelenken, Bändern, Muskeln und Nerven. Auch die Haut gehört selbstverständlich dazu.
Gerät etwas in dieser Ordnung aus dem Lot und funktioniert nicht mehr richtig mit den anderen Teilen zusammen, kommt es zu Beschwerden und letztendlich zu Rückenschmerzen bei den Betroffenen.

Die Tatsache, dass der Mensch aufrecht geht, hat auch seinen Rücken wesentlich geprägt: Hände und Arme können als Greifwerkzeuge dienen und müssen nicht mehr zur Fortbewegung eingesetzt werden – einer Aufgabe, die nun ausschließlich die Beine erfüllen.

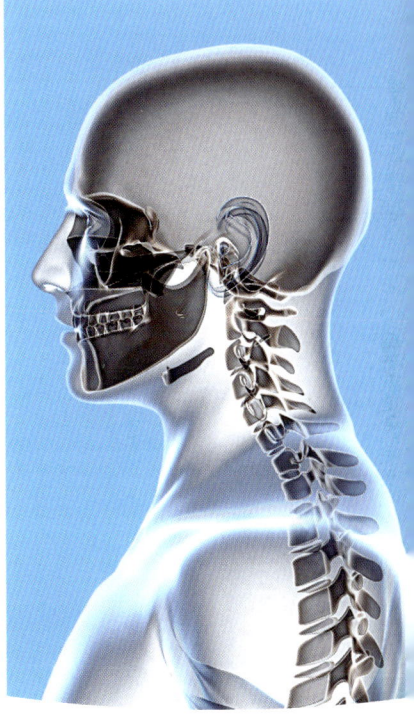

Die Wirbelsäule

Drei Bereiche
Die Wirbelsäule ist im Wesentlichen nicht starr, sondern vielmehr eine Abfolge beweglicher Segmente, ähnlich den einzelnen Gliedern einer Kette. Sie unterteilt sich in drei große Bereiche: Hals-, Brust- und Lendenwirbelsäule, denen Kreuzbein und Steißbein folgen.

Kernstück des Rückens ist die Wirbelsäule, die ihm Stabilität und Halt verleiht, aber auch Erschütterungen und Stöße abfedern kann. Von der Seite betrachtet hat sie die Form eines doppelten S. Sie besteht aus 24 einzelnen Wirbelkörpern, die durch Bandscheiben und verschiedene Bänder untereinander beweglich verbunden sind. Diese Aufgabe übernehmen die Bandscheiben und Bänder. Dazu kommen noch Kreuz- und Steißbein, die aus fünf bzw. drei Wirbeln bestehen. Diese sind aber miteinander verknöchert, sodass hier keine Bewegungen möglich sind.

INFO

DIE WIRBELSÄULE AUF EINEN BLICK

- Sie hat die Form eines doppelten S.
- Sie besteht aus 24 Einzelwirbeln sowie Kreuz- und Steißbein.
- Zwischen den Wirbeln liegen die Bandscheiben.
- Die Wirbelsäule büßt über den Tag etwa ein Prozent ihrer Länge ein, was sich nachts im Liegen wieder ausgleicht.

Am Abend kürzer

Rechnet man die Krümmungen mit ein, so ist die Wirbelsäule beim Erwachsenen zwischen 55 und 63 cm lang, was rund einem Drittel der Körperlänge entspricht. Ohne Berücksichtigung dieser Krümmungen hat sie jedoch eine Höhe von 60 bis 70 cm beim Mann und 66 bis 69 cm bei der Frau, was dann etwa zwei Fünftel der Körpergröße ausmacht. Im Laufe eines Tages stehen oder sitzen Sie i. d. R. recht viel. Das macht sich auch an Ihrer Wirbelsäule bemerkbar, die in dieser Zeit rund ein Prozent ihrer Länge einbüßt. Wesentlicher Grund dafür ist, dass die Bandscheiben Flüssigkeit verlieren. In der Nacht, wenn sie flach liegen, erreicht Ihre Wirbelsäule dann wieder die Ausgangsgröße.

Die Krümmung der Wirbelsäule

Von den Krümmungen der Wirbelsäule, die sie von der Seite wie ein doppeltes S aussehen lassen, war schon die Rede. Im Hals- und im Lendenbereich weist diese Krümmung mit ihrer konvexen Seite zum Bauch und heißt Lordose. Die Krümmung des Brustbereiches und des Steißbeines ist zum Rücken hin konvex und wird als Kyphose bezeichnet.

Von hinten betrachtet ist die Wirbelsäule gerade. Sollte sie das nicht sein und nach einer Seite abweichen, so spricht man von einer Skoliose, einer Wirbelsäulenverkrümmung.

 INFO

KRUMM UND SCHIEF

Normalerweise ist die Wirbelsäule, von hinten betrachtet, gerade. Ist dies nicht der Fall, besteht eine Wirbelsäulenverkrümmung (Skoliose).

Die einzelnen Wirbel

Die einzelnen Wirbel bilden die Grundbausteine der Wirbelsäule. Unterscheiden lassen sich hier sieben Halswirbel, zwölf Brustwirbel und fünf Lendenwirbel. Dazu kommen noch das Kreuzbein mit fünf miteinander verknöcherten und das Steißbein mit normalerweise drei verknöcherten (und hier auch verkümmerten) Wirbeln. Die ersten beiden Wirbel der Halswirbelsäule weisen einige Besonderheiten auf und haben deswegen auch eigene Namen. Der erste von ihnen heißt Atlas und trägt den Kopf. Der zweite, Axis oder Dreher genannt, besitzt einen Fortsatz, der senkrecht in die Höhe ragt. Darauf kann sich der erste Wirbel mitsamt dem Kopf drehen, daher auch sein Name.

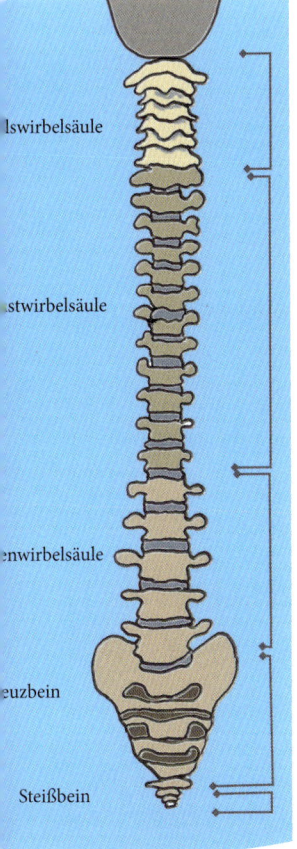

lswirbelsäule

stwirbelsäule

enwirbelsäule

euzbein

Steißbein

Das Bauprinzip

Jeder einzelne Wirbel besteht aus einem zum Bauch zeigenden Wirbelkörper und einem zum Rücken gelegenen Wirbelbogen. Beide umschließen das Wirbelloch. Die Wirbellöcher sämtlicher Wirbel bilden den Wirbelkanal, in dem das empfindliche Rückenmark verläuft, welches so durch die Knochen geschützt wird. Lediglich der Atlas besitzt keinen solchen Wirbelkörper. Nach hinten und zur Seite bildet der Wirbelbogen verschiedene Fortsätze, an denen verschiedene Bänder und Muskeln Halt finden.

Die Knochen des Wirbelkanals schützen das Rückenmark.

Die zum Rücken zeigenden Dornfortsätze lassen sich durch die Haut nach außen hin gut ertasten. Die Querfortsätze weisen, wie der Name schon vermuten lässt, zur Seite hin. Im Bereich der Brustwirbelsäule sind hier die Rippen angewachsen.

Je nachdem, in welchem Bereich der Wirbelsäule (Hals, Brust oder Lendengegend) sich die Wirbel befinden, sehen sie auch etwas unterschiedlich aus.

Mehrere Wirbelgelenke

Die einzelnen Wirbel weisen nach oben und unten im Bereich der Querfortsätze jeweils zwei Gelenkflächen auf, die sie mit dem darüber- bzw. daruntergelegenen Wirbel verbinden und so eine Bewegung gegeneinander ermöglichen. Insgesamt ist jeder Wirbel somit an vier Wirbelgelenken beteiligt. Auch an diesen Verbindungen kann es zu Störungen kommen, die oft hartnäckige Schmerzen zur Folge haben.

13

Nervensache

Durch die gelenkige Verbindung entsteht zwischen jeweils zwei Wirbeln im Bereich der Wirbelgelenke ein kleiner Zwischenraum, Zwischenwirbelloch genannt. Durch diese Öffnung verlaufen aus dem Rückenmark kommende Nerven, sogenannte Spinalnerven, die sich von dort zur Muskulatur ziehen. Kommt es in diesem Bereich zu Störungen, so hat dies meist den berühmten eingeklemmten Nerv zur Folge. Auch Bandscheibenvorfälle drücken auf diese Nerven und verursachen so Beschwerden.

Das Kreuzbein

Ursprünglich bestand das Kreuzbein, das sich an die Lendenwirbelsäule anschließt, ebenfalls aus fünf einzelnen Wirbeln. Dies lässt sich am Knochen eines erwachsenen Menschen auch noch angedeutet erkennen. In ihrem Aufbau entsprechen diese Wirbel dem Prinzip nach der Bauweise der übrigen Wirbel. Sie haben ebenfalls Zwischenwirbellöcher, aus denen die Rückenmarksnerven austreten.

Ehemals einzelne Wirbel verknöchern später miteinander.

Um das 15. Lebensjahr beginnen diese Wirbel jedoch zu verschmelzen und verknöchern allmählich miteinander. Üblicherweise ist dieser Prozess zwischen dem 25. und 35. Lebensjahr beendet. Die Zahl der einzelnen Kreuzbeinwirbel kann übrigens von Mensch zu Mensch variieren, wobei rund die Hälfte der Menschen fünf Wirbel hat, ein Drittel jedoch sechs.

Das Steißbein

Den Abschluss der Wirbelsäule bildet das Steißbein. Ähnlich dem Kreuzbein besteht es aus einzelnen miteinander verknöcherten Wirbeln, die hier aber regelrecht verkümmert sind. Lediglich der erste Steißbeinwirbel zeigt noch die wesentlichen Merkmale eines Wirbels. Die Zahl der einzelnen Segmente ist beim Steißbein großen Schwankungen unterworfen und variiert zwischen drei und sechs.

Das liegt daran, dass dieser Teil der Wirbelsäule bei einem Embryo noch als regelrechter Schwanz angelegt ist, der sich jedoch in der weiteren Entwicklung im Mutterleib zurückbildet. Übrig bleibt schließlich der Anteil, der dann das Steißbein formt. Da diese Rückbildung bei jedem Menschen etwas unterschiedlich verläuft, variiert auch die Zahl der erkennbaren Steißbeinwirbel sehr.

Die Bandscheiben

Sie sind es, die vielen Menschen Beschwerden machen: die Bandscheiben, auch Zwischenwirbelscheiben genannt. Sie liegen vom zweiten Halswirbel ab bis zum Kreuzbein zwischen jeweils zwei Wirbeln und bestehen aus einem derben bindegewebigen Faserring und einem Kern aus einer gallertartigen Masse. Etwa ein Viertel der Gesamtlänge der Wirbelsäule besteht aus Bandscheibe. Ihre Aufgabe ist insbesondere, Erschütterungen abzufedern, die sich bei Bewegungen nicht vermeiden lassen. Dabei dient der Gallertkern als regelrechter Stoßdämpfer.

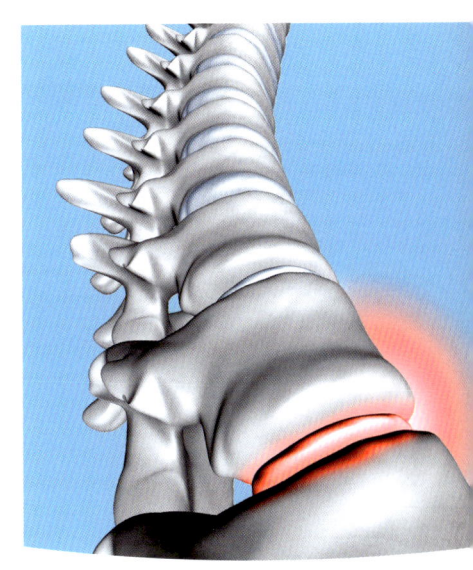

Keine Blutgefäße

Im Alter verlieren die Bandscheiben an Flüssigkeit und somit auch an Elastizität. Es kommt zu Verschleißerscheinungen. Im Röntgenbild sieht der Arzt dies daran, dass die Spalträume zwischen den einzelnen Wirbelkörpern schmaler werden. Das ist auch ein Grund, warum Menschen im Alter „schrumpfen". Verantwortlich dafür ist ebenso, dass bei den Bandscheiben Blutgefäße fehlen. Beim Embryo im Mutterleib sind diese noch vorhanden, sie bilden sich aber rasch wieder zurück. So müssen sich die Bandscheiben aus der Flüssigkeit des Knorpels ernähren, der jeden Wirbelkörper auf beiden Seiten bedeckt.

Morgens größer – abends kleiner

Im Laufe eines Tages kommt es zu Druckbelastungen der Wirbelsäule. Dies hat zur Folge, dass die Bandscheiben regelrecht ausgepresst werden. Sie verlieren an Flüssigkeit und somit auch an Höhe. Die Körperlänge nimmt so von morgens bis abends um etwas mehr als ein Prozent ab, was je nach Körpergröße ein bis zwei Zentimeter ausmacht. In der Nacht liegt der Mensch i. d. R., also fällt auch die Belastung für das Rückgrat weg. Die Bandscheiben können sich nun wieder mit Flüssigkeit vollsaugen und sind am Morgen wieder elastisch. Über diese Flüssigkeit erhalten sie auch die notwendigen Nährstoffe.

Abends ist die Körperlänge um 1-2 cm geringer als am Morgen.

15

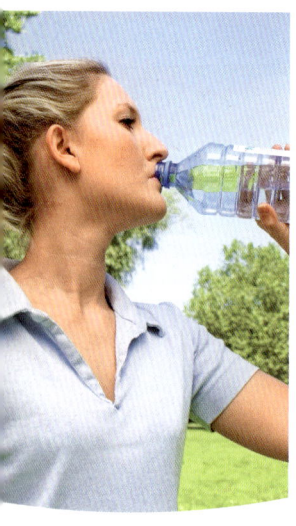

Schluck für Schluck rückenfit

Eine ausreichende Flüssigkeitszufuhr ist für den Körper wichtiger, als viele denken. Denn Wasser macht nicht nur schön (die Speicherung von Wasser in den Hautzellen strafft den Teint optisch, lindert Falten und spült Schlackstoffe aus) und schlau (das Gehirn ist ohne Wasser nicht voll funktionsfähig), sondern es stärkt auch den Rücken. Die Bandscheiben bestehen nämlich zu einem Großteil aus Wasser. Führt man dem Körper regelmäßig und ausreichend Flüssigkeit zu, kann der Wasserhaushalt in den Bandscheiben besser reguliert werden; sprich: Wasser, das austritt, wird schneller nachgefüllt und die Bandscheiben bleiben stets prall. Aus medizinischer Sicht sollten Sie also mindestens drei Liter am Tag trinken – Ihr Rücken wird es Ihnen danken.

Verschleiß im Alter

Mit steigendem Alter kommt es dann schließlich auch an den Bandscheiben zu einem dauerhaften Flüssigkeitsverlust, wobei auch die Aufnahmefähigkeit für Flüssigkeit sinkt. Die Zwischenräume der Wirbelkörper werden so kleiner, was letzten Endes zu einem Stabilitätsverlust führt. Anfangs können die Rückenmuskeln und Bänder diesen noch ausgleichen, doch irgendwann ist ein Bandscheibenschaden meist die Folge.

INFO

AUF EINEN BLICK: DIE BANDSCHEIBEN ...

- ... liegen vom zweiten Halswirbel ab zwischen den Wirbelkörpern,
- ... bestehen aus einem äußeren Faserring und einem inneren Gallertkern,
- ... machen bis zum Kreuzbein rund ein Viertel der Wirbelsäulenlänge aus,
- ... federn Stöße und Erschütterungen ab.

Die Wirbelsäulenbänder

Eine ganze Reihe von bindegewebsartigen Bändern, die reichlich elastische Fasern enthalten, verleihen der Wirbelsäule Stabilität und halten sie gewissermaßen in Form. Das spart dem Körper Muskelarbeit, denn die Bänder halten das Rückgrat bis zu einem gewissen Grad im Gleichgewicht. Werden die Bänder durch Wirbelsäulenbewegungen gespannt, kehren sie durch die elastischen Fasern anschließend wieder in ihre Ausgangsposition zurück und nehmen so den Rückenmuskeln einen Teil ihrer Arbeit ab.

16

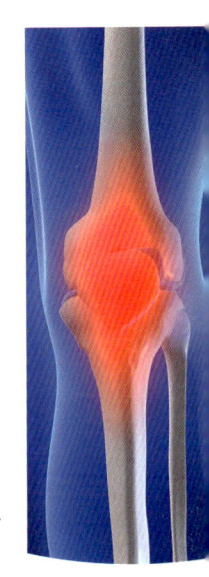

Lastenausgleich

Gleichzeitig verhindern die Bänder übermäßige Bewegungen in den Gelenken. Dies alles ist natürlich ein fein abgestimmtes System, das am besten funktioniert, wenn sich alle daran beteiligten Partner im Gleichgewicht befinden. Auch die Last des relativ schweren Rumpfes wird so zum Teil durch die elastischen Bänder aufgefangen und ausgeglichen.

Die wichtigsten Bänder

Es gibt eine Vielzahl von ihnen, deren wichtigste hier kurz genannt seien: Vorderes und hinteres Längsband verlaufen über die Vorder- bzw. Hinterseite der Wirbelkörper, verbinden diese miteinander und bilden so eine Art Schiene. Auch zwischen den einzelnen Wirbelbögen tragen Bänder zur Stabilität bei. Weitere solcher Bänder spannen sich zwischen den Quer- und den Dornfortsätzen, eines läuft ähnlich den Längsbändern über sämtliche Dornfortsätze.

Die Gelenke

Als Gelenk bezeichnet man allgemein eine Verbindung zweier Knochen, die deren Bewegung gegeneinander ermöglicht. Normalerweise ist es von festen Bindegewebsbändern umgeben, der sogenannten Gelenkkapsel, die es zusätzlich stabilisiert. Die Knochenenden sind von einer Knorpelschicht überzogen, die sie gegeneinandergleiten lässt und dabei ähnlich einem Kugellager Reibungen reduziert.

Zusätzlich befindet sich im Gelenk noch ein wenig Flüssigkeit, die Gelenkschmiere, die diese Vorgänge zusätzlich unterstützt. Beim (meist) altersbedingten Gelenkverschleiß wird die Knorpelschicht immer dünner, sodass schließlich die Knochen aneinanderreiben: Eine schmerzhafte Arthrose entsteht. Im Bereich der Wirbelsäule sind insbesondere die Gelenke zwischen den einzelnen Wirbeln wichtig. Für den Rücken spielen aber auch die großen Gelenke wie Schulter- und Hüftgelenk eine gewisse Rolle, da Störungen in diesen Bereichen nicht selten zu Rückenschmerzen oder Verschleißerscheinungen führen können.

 INFO

ZEICHEN DER ZEIT

Verschleiß an Gelenken ist meist altersbedingt. Die schützende Knorpelschicht nutzt sich mit der Zeit ab, sodass die Knochen aufeinanderreiben. Das ist sehr schmerzhaft und wird als Arthrose bezeichnet.

Die Wirbelgelenke

Wie schon erwähnt, hat jeder Wirbel im Bereich der Wirbelbögen insgesamt vier Gelenkfortsätze (sie sitzen am äußeren Rand; zwei weisen nach oben und zwei nach unten). Auf diese Weise bilden die einzelnen Wirbel mit ihrem oberen und unteren Nachbarn Gelenkverbindungen, sodass sie sich gegeneinander bewegen können. In den verschiedenen Bereichen des Rückgrats haben die Gelenkfortsätze unterschiedliche Stellungen, die ihnen jeweils bestimmte Funktionen und Bewegungen erlauben.

Verschiedene Bewegungen

Im Bereich der Halswirbelsäule fallen die Gelenke flach nach hinten ab, sodass sich Kopf und Wirbelsäule sehr stark nach vorn oder hinten neigen lassen. Im Brustbereich sind keine so ausgeprägten Bewegungen möglich, sondern nur leichte Drehungen, vorwiegend in den unteren Abschnitten. Die Gelenkfortsätze sind hier deshalb gekrümmt. Dies ist auch im Bereich der Lendenwirbelsäule so, doch verläuft hier die Krümmung etwas anders. Dies ermöglicht ebenfalls eine begrenzte Drehung. Zu den genaueren Bewegungsmöglichkeiten in den einzelnen Wirbelsäulenbereichen siehe auch Abschnitt 3: So funktioniert der Rücken.

Krümmungen der Gelenkfortsätze ermöglichen leichte Drehungen.

Schultergürtel

Oberarmknochen und Schulterblatt bilden das Schultergelenk. Über die Schlüsselbeine sind die Schulterblätter mit dem Brustbein verbunden, was den Schultergürtel insgesamt stabilisiert. Das Schultergelenk ermöglicht dem Arm Bewegungen, wofür viele starke Muskeln erforderlich sind. Störungen in diesem Bereich können leicht zu schmerzhaften Verspannungen im Nacken und Beschwerden der Halswirbelsäule führen.

Beckengürtel

An das Kreuzbein schließen sich zu beiden Seiten die Hüftbeine an und bilden mit ihm den Beckengürtel. Diese drei Knochen sind durch Bänder straff verbunden, sodass Bewegungen kaum möglich sind. Eine grubenartige Vertiefung im Darmbein, einem Teil des Hüftbeines, nimmt den Oberschenkelknochen auf und bildet mit ihm das Hüftgelenk. Es ermöglicht die Bewegungen der Beine, die beim aufrechten Gang das Körpergewicht tragen müssen. Auch hierfür gibt es natürlich viele kräftige Muskeln.

Wichtig für die Stabilität von Rücken und Wirbelsäule sind auch Kippbewegungen des Beckens. Sind die Muskeln für solche Bewegungen zu schlaff und untrainiert, resultieren daraus Haltungsschäden, die zu Verspannungen und Schmerzen führen, ganz besonders in der Lendengegend.

INFO

GELENKSTÖRUNG

Störungen im Bereich der großen Gelenke wie Schulter- und Hüftgelenk können ebenfalls zu Rückenschmerzen führen.

Die Muskulatur

Die Knochen des Skeletts geben dem Körper Halt und Festigkeit, Bänder tragen zur Stabilität bei. Damit Sie sich jedoch bewegen können, brauchen Sie Ihre Muskeln. Diese können sich aktiv verkürzen und ermöglichen so Bewegungen. Darüber hinaus leisten sie „Haltearbeit", was der tägliche Kampf gegen die Schwerkraft zeigt.

Für gezielte Bewegungen braucht es immer zwei verschiedene Muskeln, wobei einer der Gegenspieler des anderen ist: Während ein Muskel sich verkürzt und so etwa eine Beugung in einem Gelenk bewirkt, bleibt der andere schlaff und wird dadurch passiv gedehnt. Für die Gegenbewegung verhalten sich die Muskeln dann genau umgekehrt.

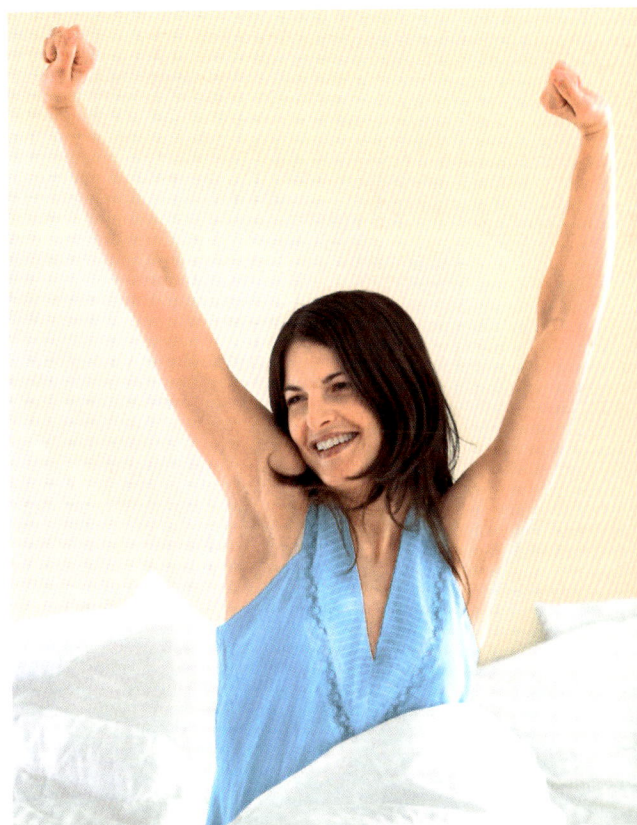

Bei den Muskeln gibt es solche, die willentlich beeinflussbar sind, und solche, die unwillkürlich arbeiten. Das Herz ist beispielsweise ein Muskel, der sich durch den Willen nicht beeinflussen lässt. Es schlägt ein ganzes Leben lang, ohne dass man daran denken müsste

INFO

WILLENLOS?

Es gibt zwei Arten von Muskeln: Solche, die sich durch den Willen steuern lassen und solche, die sich nicht bewusst beeinflussen lassen und automatisch arbeiten.

oder es absichtlich schneller oder langsamer schlagen lassen könnte. Anders verhält es sich bei den Muskeln, die für die Bewegung zuständig sind: Sie sind willkürlich steuerbar. So kann man einen Apfel von der Wiese aufheben, auf ein Ziel zugehen oder viele andere Bewegungen ausführen, wenn man es nur will.

Die Rückenmuskeln

Für Bewegungen im Bereich des Rückens und der Wirbelsäule sind zu einem wesentlichen Teil die Rückenmuskeln verantwortlich, bei denen sich verschiedene Gruppen unterscheiden lassen. Da bei aufrechtem Stand die Schwerkraft den Körper nach vorn ziehen würde, sorgen neben den Bändern auch die Rückenmuskeln dafür, dass dies nicht geschieht. Kleinere Muskeln verspannen das gesamte System der Wirbelsäule und helfen auf diese Weise, sie aufrecht zu halten.

Verschiedene Gruppen

Manche Muskeln spannen sich nur zwischen den Fortsätzen benachbarter Wirbel aus, andere verlaufen über größere Distanzen und können sich nahezu über die gesamte Wirbelsäule erstrecken.
Daneben gibt es Muskeln, die gerade, und solche, die schräg verlaufen. Da die Rückenmuskeln in mehreren Schichten übereinanderliegen, müssen die kurzen zwangsweise tief und die langen oberflächlich liegen. Das gesamte System ist dabei aber so eng verwoben, dass sich die Einzelteile nicht exakt voneinander trennen lassen.

Mehrere Bewegungsmöglichkeiten

Je nach Anordnung der Muskeln sind verschiedene Bewegungen möglich.

Die unterschiedliche Anordnung und Verlaufsrichtung der Muskeln ermöglichen gleichzeitig verschiedene Arten der Bewegung. Längs verlaufende Muskeln können Rücken und Wirbelsäule nach hinten neigen oder, wenn sie seitlich von den Dornfortsätzen liegen, auch zur Seite neigen. Muskeln, die schräg verlaufen, können zusätzlich auch Drehbewegungen ausführen. Die wichtigste Aufgabe der Rückenmuskulatur ist jedoch, den Rücken gestreckt und aufrecht zu halten sowie ihn nach hinten zu neigen.

Der Gesäßmuskel

Ein knackiger und gut trainierter Po ist nicht nur ein Hingucker, sondern auch ein wichtiger Helfer, wenn es um die Gesundheit des Rückens geht. Fälschlicherweise denken viele Menschen, dass der Rücken kurz über dem Gesäß endet. Dabei gehen Rücken- und Gesäßmuskeln fließend ineinander über. Das Gesäß ist daher, muskulär betrachtet, Teil des Rückens. Der Profi spricht hierbei von einer Muskelverkettung, die für die Aufrichtung des Rückens von großer Bedeutung ist. Denn nur wenn jegliche Einzelteile der Muskelkette (also auch der Gesäßmuskel) gestärkt sind und optimal miteinander arbeiten, ist der Rücken derart kräftig, dass er die Wirbelsäule trägt und entlastet.

 INFO

VERFLOCHTEN

Die Rückenmuskeln bestehen aus vielen unterschiedlich großen Einzelmuskeln, die eng miteinander verflochten sind. Sie ermöglichen hauptsächlich, den Rücken zu strecken, können aber auch Drehbewegungen ausführen.

Beckenaufrichtung

Besondere Bedeutung kommt dem Gesäßmuskel auch im Hinblick auf die Aufrichtung des Beckens zu. Probieren Sie es einfach aus: Stellen Sie sich aufrecht und entspannt hin, egal, wo Sie sich gerade befinden. Konzentrieren Sie sich nun auf den Pomuskel und spannen Sie ihn maximal an. Automatisch wird sich das Becken in eine aufrechtere Position bringen. Ist der Gesäßmuskel nun optimal trainiert, wird das Becken ständig in Aufrichtung gehalten. Besonders für Menschen, die zu einem Hohlkreuz neigen, ist ein durch Muskeln gestärkter Po daher wichtig. Die folgende Übung ist deshalb ideal für einen straffen, gestärkten Po.

Knack-Po to go!

Keine Zeit für Muskeltraining? Macht nichts! Sie müssen nicht unbedingt ständig ins Fitnesscenter gehen, um straffe Gesäßmuskeln zu entwickeln. Leichte, aber effektive Po-Übungen lassen sich nämlich leicht in den Alltag integrieren. Bereits ein regelmäßiges An- und Entspannen des Gesäßmuskels zeigt Wirkung und strafft den Po.

Kneifen Sie die Pobacken dabei fest zusammen, halten Sie diesen Zustand für fünf bis zehn Sekunden und entspannen Sie das Gesäß anschließend wieder. Diese Übung können Sie überall ausführen (sowohl im Sitzen als auch im Stehen) und beliebig oft wiederholen.

Po-Übungen im Alltag bleiben nicht wirkungslos!

Variante: Leichtes Training für den Po

Stellen Sie sich aufrecht hin und stützen Sie eine Hand an einem Stuhl oder einer Wand ab, um das Gleichgewicht zu sichern. Nun lösen Sie ein Bein vom Boden und strecken Sie dieses gerade zur Seite, bis ca. ein 45-Grad-Winkel entstanden ist. Anschließend führen Sie das Bein wieder zurück, ohne mit dem Fuß den Boden zu berühren. Wiederholen Sie diese Übung pro Bein ca. 20 Mal.

HALTUNG ANNEHMEN!

Auch straffe Bauchmuskeln sind für den Rücken wichtig, da sie eine gute Haltung garantieren. Die Bauchmuskeln bilden nämlich den muskulären Gegenspieler zur Rückenmuskulatur; erst durch eine optimale Ergänzung beider Muskelgruppen kommt der Oberkörper in eine gerade Haltung.

Die Bauchmuskeln

Auch wenn sie anscheinend mit dem Rücken nicht unmittelbar etwas zu tun haben, sind doch die Bauchmuskeln und in gewissem Maße auch die Rumpfmuskeln wesentlich an den Bewegungen und der Stabilität des Rückgrates beteiligt. Auch die schlechte Haltung, von der so viel gesprochen wird und vor der Eltern ihre Kinder warnen, hängt im Wesentlichen mit ebendiesen Muskeln zusammen.

Kein Hohlkreuz

Sind die Bauchmuskeln straff und kräftig, stabilisieren sie den Rumpf insgesamt, richten das Becken auf und halten so das Rückgrat gerade. Auch einer übermäßigen Hohlkreuzbildung in der Lendengegend beugen sie auf diese Weise vor, denn ein aufgerichtetes Becken vermindert die Innenkrümmung (Lordose) der Wirbelsäule in diesem Bereich. Schlaffe Bauch-

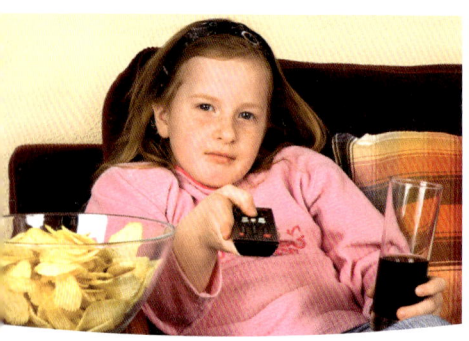

muskeln können eine schlechte Haltung nach sich ziehen: Durch das Gewicht der inneren Organe wird der Bauch herausgedrückt und das Becken neigt sich nach vorn. So krümmt sich auch die Lendenwirbelsäule übermäßig nach innen, ein Hohlkreuz entsteht. Wird eine solche Haltung für eine längere Dauer beibehalten, so verkürzen sich allmählich die Muskeln und es wird immer schwerer, den Haltungsfehler auszugleichen.

Bewegungen

Aber nicht nur für die Haltung, sondern auch für verschiedene andere Bewegungen sind die Muskeln des Bauches und Rumpfes wichtig. So können die Bauch- und Rumpfmuskeln den Körper nach vorn beugen, den Rumpf drehen oder ihn zur Seite neigen. Sie stellen also gewissermaßen den Gegenspieler zur Rückenmuskulatur dar.

Das Nervensystem

Damit sich die Muskeln bewegen können, sind Nerven nötig, denn ohne sie läuft nichts. Das lässt sich wie bei einem Elektrogerät, bei dem man den Stecker aus der Dose gezogen hat, erklären: Das Gerät als solches funktioniert, doch fehlt der Strom. Ähnlich den Stromkabeln versorgen Nerven die einzelnen Muskeln und bewirken über winzige Stromimpulse, dass diese sich verkürzen und es so zu einer Bewegung kommt.

Ohne Nerven geht gar nichts!

Die Bausteine

Das Nervensystem des Menschen besteht aus zwei Teilen: dem Zentralnervensystem, das aus Gehirn und Rückenmark besteht, sowie dem sogenannten peripheren Nervensystem, welches Gehirn und Rückenmark mit den Organen, der Haut und der Muskulatur verbindet.

Ähnlich wie bei den Muskeln, wo es willkürlich steuerbare und automatisch arbeitende gibt, ist es auch bei den Nerven: Bestimmte Anteile des Nervensystems, die für die inneren Organe zuständig sind, lassen sich nicht oder kaum bewusst beeinflussen, wie beispielsweise die Nerven für Magen oder Darm. Diesen Teil bezeichnet man auch als autonomes Nervensystem. Andere Nerven werden durch den Willen gesteuert, so beispielsweise diejenigen, die für die Körpermuskeln zuständig sind. Nur so sind bewusste Bewegungen möglich.

Schmerz und Bewegung

Bei diesen Nerven wiederum lassen sich zwei verschiedene Typen unterscheiden: sensible und motorische. Sensible Nerven leiten Informationen zum Zentralnervensystem und sorgen dafür, dass beispielsweise Schmerzen ins Bewusstsein gelangen und gefühlt werden.

Auch bei Rückenproblemen sind es ebendiese Nerven, die die Beschwerden dann spürbar machen.

Es gibt motorische und sensible Nerven.

Motorische Nerven leiten Befehle vom zentralen Nervensystem zu den Muskeln und bewirken so Bewegungen, indem sie die Muskelfasern dazu bringen, sich zu verkürzen. Sind diese Nerven geschädigt oder funktionsunfähig, resultiert daraus eine Lähmung des entsprechenden Muskels.

Das Rückenmark

Ein Teil des zentralen Nervensystems, das Rückenmark, verläuft geschützt im Wirbelkanal des Rückgrates. Durch diese knöcherne

Der Wirbelkanal schützt das Rückenmark.

Hülle ist es weniger anfällig für Verletzungen oder Beschädigungen. Außerdem wird es von drei Rückenmarkshäuten umgeben. Zwischen diesen befindet sich Gehirn- bzw. Rückenmarksflüssigkeit, die noch einmal zusätzlich Stöße und Erschütterungen abpuffert, denn das Rückenmark ist sehr empfindlich. Verletzungen würden zum Ausfall sämtlicher Funktionen unterhalb der Schädigung führen, also im schlimmsten Fall sogar zu einer Querschnittslähmung.

Rückenmarksnarkose

Das Rückenmark endet ungefähr auf der Höhe des ersten oder zweiten Lendenwirbelkörpers, weswegen man unterhalb dieser Stelle gefahrlos Rückenmarksflüssigkeit für spezielle Untersuchungen entnehmen kann. Bei Operationen sind so auch Rückenmarksnarkosen, sogenannte Spinalanästhesien, möglich. Hier wird ein Betäubungsmittel in den Flüssigkeitsraum zugeführt und so das Schmerzempfinden (aber auch die Möglichkeit zu Bewegungen) für einen begrenzten Zeitraum ausgeschaltet. Der Patient kann im Gegensatz zu einer Vollnarkose bei Bewusstsein bleiben.

Das Rückenmark läuft an seinem Ende in einigen Nervenfasern aus, die aufgrund einer gewissen Ähnlichkeit auch als Pferdeschwanz (lat. cauda equina) bezeichnet werden.

■ INFO

DAS NERVENSYSTEM

- Gehirn und Rückenmark bilden zusammen das Zentralnervensystem.
- Das periphere Nervensystem verbindet Gehirn und Rückenmark mit Muskeln, Haut und Organen.
- Es gibt willkürlich steuerbare und automatisch arbeitende Nerven.
- Die willentlich nicht beeinflussbaren Nerven der inneren Organe heißen auch vegetatives Nervensystem.

Die Rückenmarksnerven

Die Rückenmarksnerven, auch Spinalnerven genannt, verbinden das Rückenmark mit den Muskeln und der Haut. Sie verlassen jeweils rechts und links das Rückenmark und ziehen durch die Zwischenwirbellöcher zu ihrem Bestimmungsort. Insgesamt gibt es 31 solcher Nervenpaare, nämlich acht Halsnerven, zwölf Brustnerven, fünf Lendennerven, fünf Kreuzbeinnerven und einen Steißbeinnerv. Die Zahl der Halsnerven liegt um eine höher als zu erwarten, da der erste von ihnen bereits zwischen Hinterhaupt und erstem Halswirbelkörper austritt.

31 Nervenpaare verbinden Haut, Muskeln und Rückenmark.

Engstelle Zwischenwirbelloch

Auch die Spinalnerven haben motorische und sensible Anteile, sodass sie sowohl Bewegungsbefehle zur Muskulatur als auch Schmerzreize zu Rückenmark und Gehirn leiten. Da das Rückenmark schon auf Höhe des ersten Lendenwirbels endet, ziehen die Spinalnerven anschließend als Stränge zu ihren entsprechenden Zwischenwirbellöchern und bilden damit den sogenannten Pferdeschwanz. Die Löcher, aus denen die Nerven austreten, sind ziemlich eng, weswegen es hier leicht zu Störungen kommen kann. Werden die Spinalnerven eingeengt oder gar abgedrückt, können Schmerzen, Taubheitsgefühle oder auch Lähmungen die Folge sein. Als Ursachen hierfür sind Fehlhaltungen, Verspannungen, ausgerenkte Wirbelgelenke oder Verschleißerscheinungen denkbar.

 INFO

MUSKELPAARE

Die sogenannten Rückenmarks- oder Spinalnerven ziehen vom Rückenmark jeweils links und rechts zu Muskeln und Haut. Es gibt 31 solcher Paare, die sowohl motorische als auch sensible Anteile haben.

Die Haut

Die Haut bedeckt als Umhüllung wie jede andere Körperstelle natürlich auch den Rücken. Neben ihrer Schutzaufgabe und der Funktion als Sinnesorgan gibt es in diesem Bereich jedoch Besonderheiten. Die Spinalnerven ziehen mit ihren Fasern nicht nur zur Muskulatur, sondern ebenso zur Haut. Dabei versorgt jedes Nervenpaar einen ganz bestimmten Hautabschnitt. Würde man diese Bereiche auf dem Rücken farbig markieren, so ergäbe sich das Bild eines Streifenpullovers. Auf der Vorderseite des Körpers ist dies wegen Armen und Beinen ein wenig komplizierter, sodass

NERVENVERSORGUNG

Teile der Rückenmarksnerven ziehen zur Haut und versorgen dort bestimmte Abschnitte, die als Dermatome bezeichnet werden. Schmerzen in den Dermatomen lassen Rückschlüsse auf den Ort der Schädigung eines Spinalnervs zu.

sich hier keine so genaue und relativ kontinuierliche Anordnung ergäbe. Diese von einem bestimmten Rückenmarksnerv versorgten Hautbereiche werden auch als Dermatome bezeichnet.

Hilfe bei der Diagnose

Wichtig werden Dermatome bei Störungen im Bereich der Wirbelsäule bzw. der Spinalnerven. Da jeder Rückenmarksnerv für ein ganz bestimmtes Hautgebiet zuständig ist, lassen sich aus den Beschwerden Rückschlüsse auf den genauen Ort der Schädigung ziehen. Wird der Spinalnerv beispielsweise im Zwischenwirbelloch eingeengt, so kann das zu einem Taubheitsgefühl im entsprechenden Dermatom führen. Auch ein Bandscheibenvorfall kann dies bewirken. Ebenso kann es sein, dass Schmerzen im umgrenzten Hautgebiet wahrgenommen werden. Der Arzt kann dann anhand des Dermatoms feststellen, welcher Spinalnerv oder welcher Abschnitt der Wirbelsäule von einer Schädigung betroffen ist. Aufgrund dieser Diagnose kann er anschließend weitere Schritte in die Wege leiten.

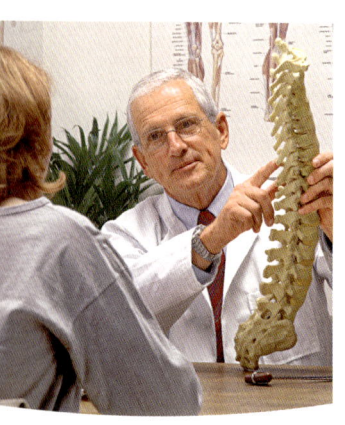

Herr M. verspürt seit einiger Zeit stechende Schmerzen in seiner Haut im oberen Rückenbereich. Er wendet sich damit an einen Arzt, der ihm erklärt, dass die Ursache der Schmerzen in einer Beschädigung eines Nervs in der Wirbelsäule und nicht in seiner Haut liegt. Wie kann das sein?

Ganz einfach: Was für Arzt und Patienten recht hilfreich ist, beruht auf einer Fehleinschätzung des Körpers. Ist ein bestimmter Nerv beschädigt, gelangt ein Signal zum Rückenmark. Aus diesem Signal schließt das zentrale Nervensystem, dass das Problem im dazugehörigen Hautgebiet liegen muss.

Der Schmerz wird also im Dermatom empfunden oder vielmehr dort hineinprojiziert. Dass der Rückenmarksnerv eigentlich an irgendeiner Stelle in seinem Verlauf und nicht in der Haut geschädigt wird, kann das Nervensystem nicht unterscheiden.

So funktioniert der Rücken

Alle diese Bausteine des Rückens bilden ein eng aufeinander abgestimmtes System. Damit alles richtig funktioniert, darf keiner von ihnen aus der Reihe tanzen. Die einzelnen Bewegungssegmente der Wirbelsäule, also jeweils zwei Wirbelkörper mit der dazwischenliegenden Bandscheibe, können zwar nicht viel bewirken, in ihrer Gesamtheit jedoch ermöglichen sie ein großes Bewegungsausmaß. Die Wirbelsäule lässt sich nach vorn und hinten ganz beträchtlich beugen, ebenso sind ausgeprägte Neigungen zur Seite und Drehungen möglich.

Durch die spezielle Konstruktion der Wirbelsäule mit ihrer Form eines doppelten S ist es für den Menschen möglich, aufrecht zu gehen. Besonders in unserer heutigen Zeit, die wir zumeist sitzend und mit relativ wenig Bewegung verbringen, kann dies aber auch zu unangenehmen Folgen führen. Schon kleine Fehler oder Unstimmigkeiten im Zusammenspiel der Rückenbausteine bringen das System durcheinander und äußern sich zumeist in unangenehmen Rückenschmerzen.

Die Doppel-S-Form der Wirbelsäule ermöglicht aufrechtes Gehen.

Die Mechanik der Wirbelsäule

Die menschliche Wirbelsäule lässt sich in vier verschiedene Abschnitte gliedern: Halswirbelsäule, Brustwirbelsäule, Lendenwirbelsäule und Kreuzbein-Steißbein-Bereich. V. a. die Stellen, an denen zwei Bereiche ineinander übergehen, sind für Wirbelsäulenerkrankungen anfällig. Hier entstehen die häufigsten Schäden. Die verschiedenen Teile der Wirbelsäule lassen ein unterschiedliches Ausmaß an Bewegungen zu.

Viele Bewegungssegmente

Jeweils zwei Wirbel mit der dazugehörigen Bandscheibe und den durch die Zwischenwirbellöcher austretenden Spinalnerven bilden ein sogenanntes Bewegungssegment. Im Normalfall, wenn die Anzahl der Wirbel stimmt, besteht die Wirbelsäule aus 25 solcher Bewegungssegmente. Diese lassen sich Segment für Segment zwar nur um wenige Grad bewegen, doch die Menge macht's: Die Einzelbewegungen summieren sich, sodass insgesamt ein großer Spielraum an Bewegungsfreiheit entsteht. Die größte Mobilität herrscht dabei im Bereich der oberen Hals- und der unteren

Zusammen können einzelne Segmente viel bewegen!

27

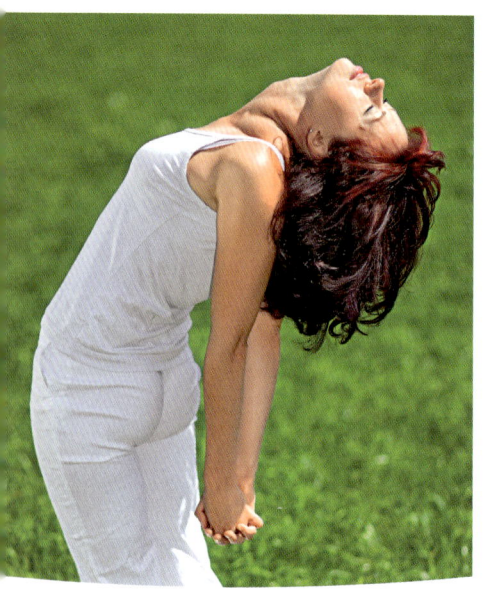

Lendenwirbelsäule. Schlangen- oder Gummimenschen trainieren von klein auf die Beweglichkeit ihrer Wirbelsäule und können so einen Bewegungsumfang von über 360 Grad erreichen. Dies erfordert jedoch ein Höchstmaß an Training und ist nicht zur Nachahmung mit „gewöhlich" beweglichen Wirbelsäulen empfohlen. Das gewöhnliche Bewegungsausmaß der Wirbelsäule liegt natürlich deutlich unter diesem Wert.

Mehrere Bewegungen möglich

Prinzipiell lässt die Wirbelsäule drei verschiedene Bewegungen zu: Die Beugung nach vorn und nach hinten, die Neigung zur Seite und die Drehung um die eigene Achse. Wie weit diese Bewegungen möglich sind, ist von Mensch zu Mensch unterschiedlich und hängt im Wesentlichen davon ab, wie sehr sich seine Bänder und Muskeln dehnen lassen. Auch der individuelle Körperbau spielt eine Rolle.

Beugung nach vorn

Bei der Beugung nach vorne wird der Rücken runder, die Krümmungen von Hals- und Lendenwirbelsäule flachen sich ab. Diese Bewegung führen die Bauch- und Lendenmuskeln aus, die dabei allerdings in erster Linie von der Schwerkraft und vom Körpergewicht unterstützt werden. Die dazu benötigte Kraft ist also gering.

Starke Muskelkraft ist nur nötig, wenn der Rumpf gegen Widerstand nach vorn gebeugt werden soll, etwa, wenn man von hinten festgehalten wird. Auch die Rückenmuskeln spielen bei der Beugung nach vorn eine Rolle, indem sie der Beugebewegung entgegenwirken und so die Wirbelsäule und den Rumpf stabilisieren.

Beugung nach hinten

An der Streckung des Rückgrates und der Neigung nach hinten haben hauptsächlich die Rückenmuskeln ihren Anteil. Die Krümmungen der Wirbelsäule verhalten sich nun genau umgekehrt wie bei der Beugung nach vorn:

Der Rücken wird flacher, die Krümmungen in der Hals- und Lendengegend nehmen zu. Bei aufrechter Körperhaltung ist hierbei eine Neigung von etwa 30 Grad nach hinten allein aus der Wirbelsäule möglich. In der Brustwirbelsäule ist die Bewegungsmöglichkeit in dieser Richtung durch die Rippen stark eingeschränkt. Für die Stabilität des Rumpfes sind hierbei die Bauchmuskeln zuständig.

Seitneigung

Am besten ist diese Bewegung in der Hals- und Lendenwirbelsäule möglich, auch hier um etwa 30 Grad. Auf der gebeugten Seite kommen sich Beckenknochen und Rippen näher und die Bauchwand wird gestaucht, auf der gestreckten Seite gehen Becken und Rippen auseinander und die Flanke dehnt sich. Für diese Bewegung müssen auf der gebeugten Seite sowohl Bauch- als auch Rückenmuskeln arbeiten. Die gleichen Muskeln der anderen Seite stabilisieren die Streckung.

Drehung

Auch hier gibt es starke individuelle Unterschiede, und meist ist das mögliche Bewegungsausmaß auf beiden Seiten unterschiedlich. In der Halswirbelsäule beträgt es etwa 45 Grad, in der Brustwirbelsäule 40 Grad und in der Lendenwirbelsäule 5 Grad nach jeder Seite. Steht man fest auf beiden Füßen und nutzt die gesamte Wirbelsäule und den Kopf aus, so sind Drehungen des ganzen Körpers bis 180 Grad nach hinten möglich. Auch hier sind mehrere Muskelgruppen aus Rücken- und Bauchbereich beteiligt.

INFO

WAS SICH LIEBT, DAS STRECKT SICH!

Um auch bis ins hohe Alter beweglich zu bleiben, ist regelmäßiges Stretching unerlässlich. Gezielte Dehnungen beugen nämlich einem Verhärten und einem Verkürzen der Muskeln vor. Diese führen schlimmstenfalls zu Fehlhaltungen und erheblichen Bewegungseinschränkungen. Um dem frühestmöglich vorzubeugen, sind täglich 15 Minuten Stretching daher auf lange Sicht für den Rücken eine Wohltat, da die Muskelfasern auf diese Weise elastisch bleiben. Welche Dehnübung die richtige ist, bleibt Ihnen überlassen – es gibt kein Patentrezept. Hören Sie einfach auf Ihr Körpergefühl und recken und strecken Sie sich in alle Richtungen. Versuchen Sie, die maximale Dehnungsposition für mindestens 15 Sekunden zu halten, bevor Sie diese dann wieder lösen.

Das Wichtigste auf einen Blick

Wie ist die Wirbelsäule aufgebaut?

Die Wirbelsäule lässt sich in Halswirbelsäule, die anschließende Brustwirbelsäule, die Lendenwirbelsäule, Kreuzbein und das Steißbein gliedern. Alle Wirbel sind durch Bänder, Sehnen und Muskeln beweglich miteinander verbunden.

Was sind Bandscheiben?

Als Bandscheibe wird die geleeartige Faserverbindung zwischen den einzelnen Wirbeln bezeichnet. Diese gallertartige Masse dient in erster Linie dem Schutz der Wirbel. Wie eine Art Puffer federn die Bandscheiben Erschütterungen ab und verhindern damit, dass zwei Wirbel aufeinanderstoßen oder das in den Wirbel verlaufende Rückenmark erschüttert oder gar verletzt wird.

Warum ist der Mensch abends kleiner als morgens?

Die Bandscheiben sind mit einer geleeartigen Flüssigkeit gefüllt. Durch eine aufrechte Körperhaltung (Stehen, Sitzen) lastet auf der Wirbelsäule ein permanenter Druck, der dazu führt, dass die Flüssigkeit regelrecht aus den Bandscheiben herausgepresst wird. Sie verlieren dadurch an Volumen. Je dünner die Bandscheiben dabei werden, desto dichter rücken die Wirbel zusammen und desto kleiner wird folglich der Mensch. Nachts, wenn die Wirbelsäule ohne stauchenden Druck in der Waagerechten liegt, füllen sich die Bandscheiben wieder auf und man erreicht seine „normale" Körpergröße.

Was hat das Rückenmark für eine Bedeutung?

Als Teil des zentralen Nervensystems ist das Rückenmark für sensible Reize jeglicher Art, motorische Leistungen des Körpers und seiner Organe und auch zum Teil für die Hormonproduktion verantwortlich. Es ist mitten in die Wirbelkörper eingebettet und von schützenden Häuten und Knochen (Wirbeln) umgeben. Eine Verletzung des Rückenmarks kann zu motorischen Störungen oder gar zu Lähmungen führen.

Massage – gesunde Streicheleinheiten

Massage für Körper & Seele

Anfassen, Berühren, Streicheln - diese Sprache versteht der Körper sofort. Erwiesenermaßen wird durch eine Massage das Anti-Stress-Hormon Serotonin ausgeschüttet, die Muskeln werden erwärmt und besser durchblutet und wir fühlen uns entspannter und glücklicher. Bitten Sie doch hin und wieder Ihren Partner, Hand an Ihren Rücken zu legen.

Schultern & Nacken: Verspannungen vorprogrammiert

Bei Verspannungen, im Schulter- und Nackenbereich bilden sich oft kugelartige Verhärtungen, die man beim Streichen über die schmerzenden Stellen spürt. Hierbei handelt es sich i. d. R. um Schlackstoffansammlungen, die sich wegen einer unzureichenden Durchblutung verfestigt haben. Eine vermehrte Durchblutung, z. B. durch kräftiges Kneten, kann diese Verhärtungen jedoch lösen und die Schmerzen lindern.

Entlang der Wirbelsäule streichen

Die Muskelstränge, die genau neben der Wirbelsäule verlaufen, sind oft besonders beansprucht. Sie kommen dann zum Einsatz, wenn Fehlhaltungen oder Schäden in den Bandscheiben vom Körper muskulär ausgeglichen werden. Eine Lockerung dieser Muskulatur erreicht man durch ein kräftiges Streichen entlang des Muskelverlaufs. Durch Hochziehen der Haut an angespannten Stellen mit den Fingern wird die Durchblutung punktgenau angeregt.

Lendenwirbelsäule – eine klassische Schmerzstelle

Spannungsgefühle im Bereich des unteren Rückens lindert man am besten, indem man die Energiebahnen, die nach ayurvedischer Lehre entlang der Lendenwirbelsäule verlaufen, mit sanftem Druck nachzeichnet. Malen Sie hierfür mit den Fingern eine Art Acht zwischen den zwei Einbuchtungen am unteren Rücken. Spürbare Verhärtungen dürfen ruhig auch mit mehr Druck massiert werden.

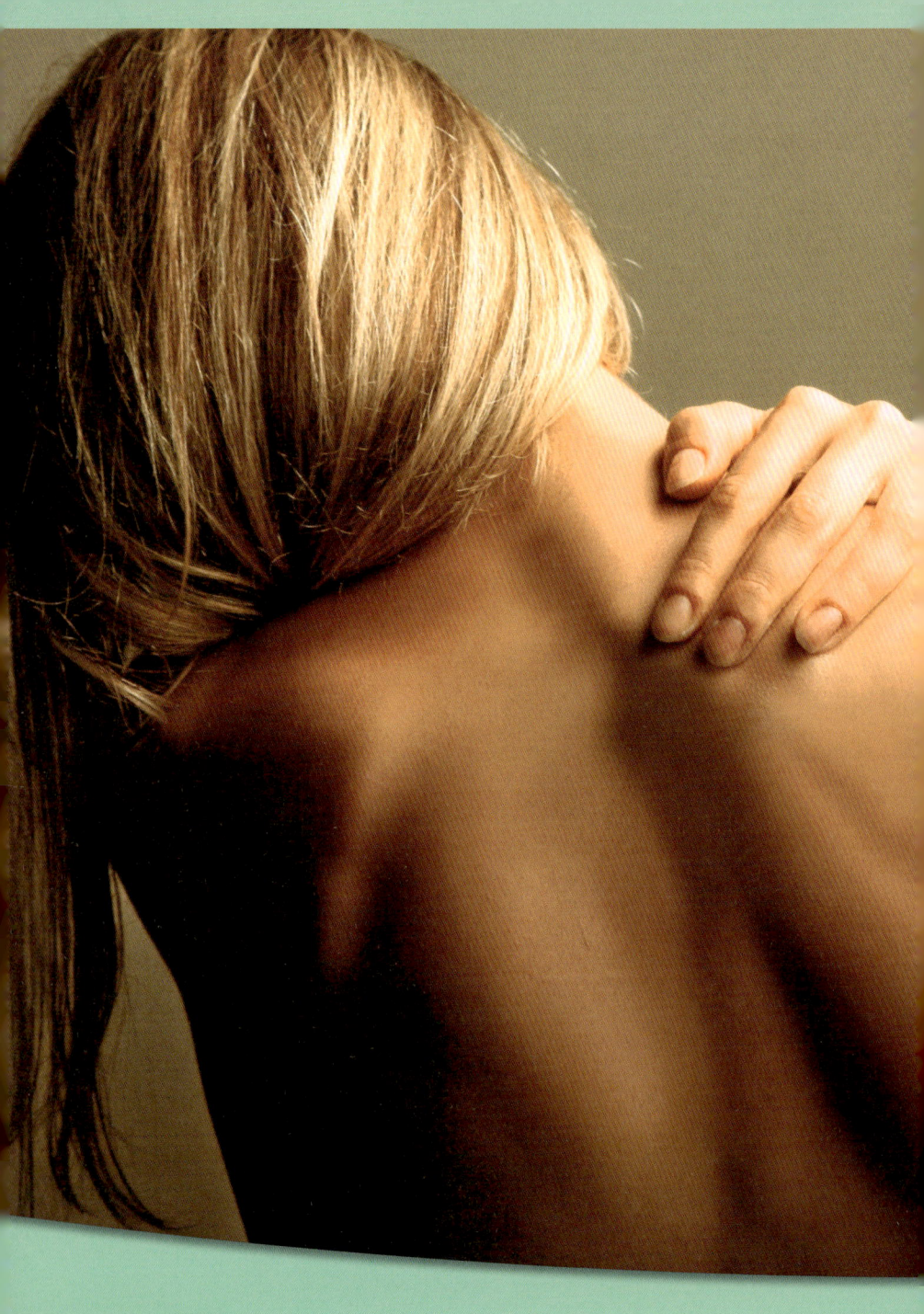

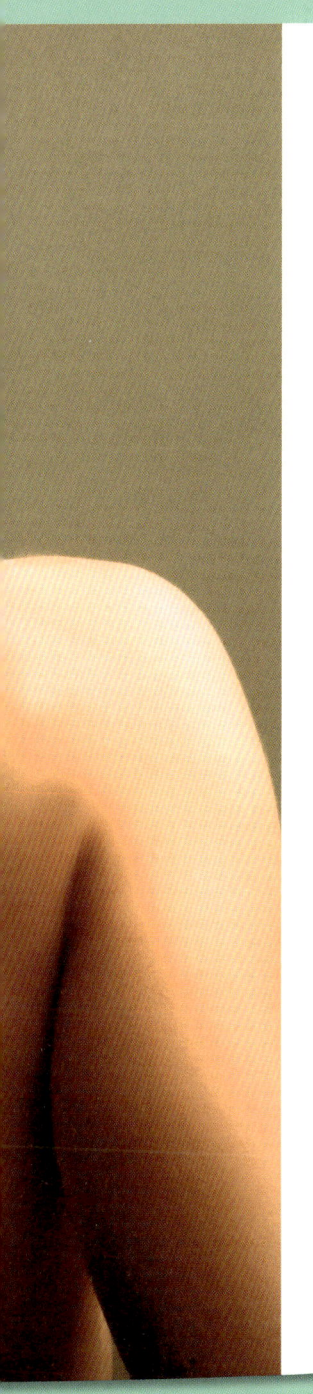

Rücken-
beschwerden –
Ursachen und
Abhilfe

Schmerzen können die Lebensqualität stark beeinträchtigen.
Welche Erkrankungen der Wirbelsäule gibt es und welche Rolle
spielen seelische Probleme dabei?
Und was kann helfen?

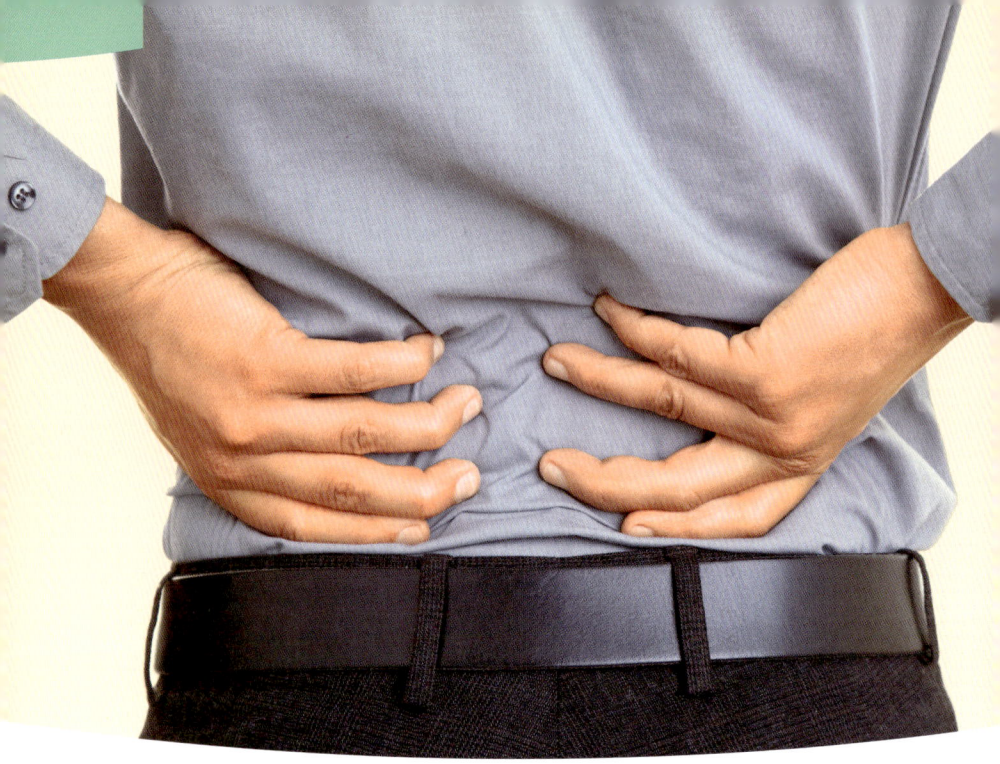

Erkrankungen von Rücken und Wirbelsäule

Die meisten Rückenkrankheiten und -beschwerden äußern sich in Schmerzen. Diese können wie aus heiterem Himmel oder als Dauerschmerz auftreten, periodisch wiederkehren oder nur in bestimmten Situationen und bei bestimmten Bewegungen kommen.

Schmerzen werden individuell wahrgenommen.

Das Ausmaß reicht von leicht bis unerträglich, wobei jeder Mensch Schmerzen unterschiedlich empfindet und die Stärke somit kaum verallgemeinerbar ist. Abgesehen davon sind Schmerzen wohl für alle Menschen nicht gerade angenehm.

Werden sie erst einmal zum Dauerzustand, so kann das die Lebensqualität des Betroffenen – und auch die von Angehörigen – möglicherweise sehr stark beeinträchtigen.

Häufigstes Symptom: Schmerzen

Schmerzen erfüllen im Körper jedoch eine wichtige Funktion: Sie zeigen an, dass irgendetwas nicht in Ordnung ist und an einer bestimmten Stelle im Körper ein Schaden vorliegt oder droht. Sie erfüllen eine Warnfunktion, damit das Problem frühzeitig behoben werden kann.

Problem Dauerschmerz

Problematisch wird es dagegen bei Dauerschmerzen, bei denen der Schmerz seine Warnfunktion verloren hat und nur noch quält. Hier kann meist nur ein spezieller Schmerztherapeut weiterhelfen, denn zu beheben ist der Schaden dann i. d. R. nicht mehr.

Im Zweifelsfall zum Arzt!

 INFO

WARNUNG

Schmerzen sind nicht sinnlos, sondern erfüllen eine Warnfunktion: Sie melden einen Schaden, den es zu beheben gilt. Bei Dauerschmerzen besteht diese Funktion zumeist nicht mehr.

Wenn Rückenschmerzen längere Zeit andauern, sollten Sie einen Arzt aufsuchen, der die Beschwerden abklärt und eine Behandlung in die Wege leitet. Bei akut aufgetretenen und sehr starken Schmerzen werden Sie wahrscheinlich ohnehin nicht lange zögern, zum Arzt zu gehen. Selbst wenn Ihre Schmerz- oder Geduldsschwelle sehr hoch liegt, sollten Sie sich auf alle Fälle in ärztliche Behandlung begeben, sobald Sie Taubheitsgefühle oder Lähmungen feststellen. Auch wenn unkontrolliert Urin oder Stuhl abgeht, ohne dass Sie das beeinflussen können, sollten alle Alarmglocken läuten, denn dann ist Ihr Rückenmark in Gefahr. Nur eine sofortige Behandlung kann hier Schlimmeres verhindern. Sind Sie sich bei Ihren Beschwerden nicht sicher, gehen Sie lieber einmal zu viel als einmal zu wenig zum Arzt, denn bei manchen Erkrankungen ist nach einer gewissen Zeit nicht mehr viel zu machen.

Viele Ursachen

Die Gründe für Rückenschmerzen sind vielfältig. Erkrankungen der Wirbelsäule können ebenso dafür verantwortlich sein wie Fehlbelastungen oder seelische Probleme. Ihr Arzt wird Sie bei Beschwerden gründlich untersuchen, um so deren Ursache festzustellen. Vielleicht muss sogar ein Spezialist hinzugezogen werden, bevor die Behandlung beginnen kann.

INFO

KEIN RISIKO EINGEHEN!

Wichtig: Bleiben Rückenbeschwerden über längere Zeit bestehen und zeigen keine Besserung, sollten Sie auf alle Fälle zu Ihrem Arzt gehen und sich untersuchen lassen. Möglicherweise steckt eine ernsthafte Erkrankung hinter den Problemen, die einen bleibenden Schaden zurücklassen könnte, wenn sie nicht behandelt wird.

In diesem Teil des Ratgebers lernen Sie die häufigsten Erkrankungen der Wirbelsäule kennen und auch, wie sich seelische Probleme als Rückenschmerzen äußern können. Sie erfahren außerdem, wie Ihr Arzt bei Rückenbeschwerden vorgeht, um deren Ursache herauszufinden, und welche verschiedenen Behandlungsmöglichkeiten es gibt.

Wie bei jedem anderen Körperteil gibt es natürlich auch bei Rücken und Wirbelsäule Erkrankungen. Diese können angeboren sein oder sich im Laufe des Lebens entwickeln. Manche von ihnen werden erst relativ spät entdeckt und der Patient wird schon jahrelang von seinen Rückenbeschwerden geplagt. Bei einigen dieser Erkrankungen verbieten sich übrigens gymnastische Übungen oder bestimmte Behandlungsverfahren; bei anderen muss der Arzt entscheiden, was sinnvoll ist und ohne Risiko durchgeführt werden kann.

Fehlbildungen

Von Fehlbildungen spricht man, wenn sich die Wirbelsäule im Laufe ihrer Entwicklung im Mutterleib fehlerhaft ausbildet. Solche Fehlbildungen können gleich nach der Geburt sichtbar sein; es ist aber auch genauso möglich, dass sie erst im Laufe des Lebens Probleme machen und Jahre vergehen, bis sie entdeckt werden.

Fehlbildungen werden oft erst spät bemerkt.

Manche von ihnen können auch ohne Beschwerden bestehen und werden möglicherweise nie diagnostiziert. Fehlbildungen im Bereich der Halswirbelsäule haben meist hartnäckige Kopf- und Nackenschmerzen zur Folge, häufig leiden die Patienten auch an Schwindelattacken. Es vergeht meist viel Zeit, bis das Problem erkannt wird, denn oft werden die Patienten eine ganze Weile auf Migräne hin behandelt.

Auch Blockwirbel gehören dazu

Auch in diese Bereiche der Fehlbildungen gehören die angeborenen Blockwirbel. Hier sind zwei einzelne Wirbel miteinander verwachsen, wodurch dieses Bewegungssegment blockiert ist. Der Rest der Wirbelsäule muss das dann ausgleichen. Ebenso ist es möglich, dass einzelne Wirbel verkümmert und somit nicht vollständig ausgebildet sind. Dadurch ist die Statik der gesamten Wirbelsäule gestört, entsprechende Beschwerden sind die Folge. In seltenen Fällen können diese Fehlbildungen so stark ausgeprägt sein, dass Nerven und Rückenmark mit betroffen sind; dies kann im schlimmsten Fall bis zu einer Querschnittlähmung führen.

Wirbelgleiten (Spondylolisthesis)

Voraussetzung für das Wirbelgleiten ist eine sogenannte Spondylolyse, d. h. die Auflösung eines bestimmten gelenknahen Abschnittes des Wirbelbogens. Dies ist nie angeboren, sondern entwickelt sich immer erst im Laufe des Lebens. Kinder, die wirbelsäulenbelastende Sportarten wie etwa Kunstturnen oder Trampolinspringen betreiben, sind deutlich häufiger davon betroffen. Durch die Belastung kommt es zu einer Art Bruch im Wirbelbogen, der meist beidseitig ist. Schmerzhaft ist das in aller Regel nicht, sodass die Diagnose – wenn überhaupt – meist zufällig gestellt wird. Etwa sechs Prozent der Erwachsenen haben solch eine Spondylolyse, die am häufigsten am Bogen des fünften Lendenwirbels vorkommt.

Sechs Prozent der Erwachsenen leiden unter Spondylolyse.

Gestörtes Wachstum

Ist es einmal so weit gekommen, wird dadurch der betroffene Wirbelsäulenabschnitt beweglicher als der Rest. Dies stört das weitere Wachstum und der entsprechende Abschnitt des Rückgrates entwickelt sich ungleichmäßig. Je jünger ein Kind zu dem Zeitpunkt ist, an dem sich die Spondylolyse entwickelt, desto größer ist später die Gefahr, dass sich ein höhergradiges Wirbelgleiten daraus entwickelt.

Der Wirbel verschiebt sich

Beim eigentlichen Wirbelgleiten verschiebt sich dann der betroffene Wirbelkörper gegenüber dem darunter gelegenen in Richtung Bauch. Dadurch bildet sich in der Wirbelsäule eine regelrechte Stufe. Bei besonders starkem Gleiten lässt sich von außen ein ausgeprägtes Hohlkreuz beobachten, was jedoch sehr selten ist. Meist sind Kreuzschmerzen der Auslöser, um einen Arzt aufzusuchen. Eine Röntgenaufnahme bringt dann Klarheit. Im Erwachsenenalter kann das Wirbelgleiten aufgrund von Verschleißerscheinungen noch zunehmen.

Meist Rückenschmerzen

Im Prinzip handelt es sich jedoch um eine relativ harmlose Erkrankung, die meist durch Rückenschmerzen auf sich aufmerksam macht. Kinder, die daran leiden, sollten weder Handstand noch Überschlag machen und auf jeden Fall die belastenden Sportarten einstellen. Ein generelles Sportverbot ist jedoch nicht notwendig. Ist die Spondylolyse noch frisch und wird sie rechtzeitig entdeckt, so kann diese durchaus wieder heilen, wenn die Wirbelsäule für einige Zeit in einem Gipskorsett ruhig gestellt wird.

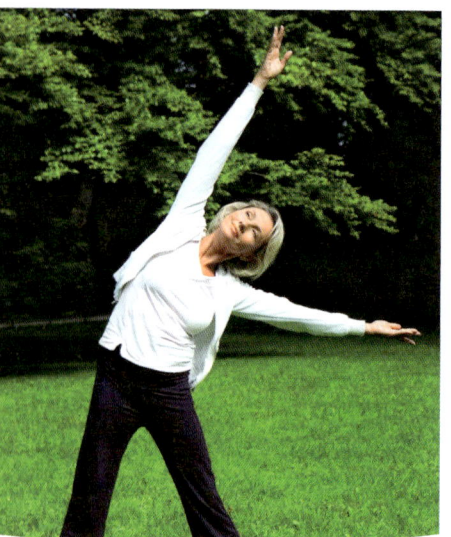

Regelmäßige Kontrolluntersuchung

Liegt schon ein Wirbelgleiten vor, hilft oft Wirbelsäulengymnastik, die die Rückenmuskulatur stärkt. Dadurch wird das Rückgrat insgesamt stabiler und der gleitende Wirbel geschient.

Um eine Verschlechterung rechtzeitig aufzuspüren, sollten sich insbesondere Kinder im Wachstum, die an dieser Erkrankung leiden, regelmäßig zur Kontrolle untersuchen lassen. Nur in seltenen Fällen, wenn eine Schädigung des Rückenmarks droht, ist bei ihnen eine Operation nötig. Bei Erwachsenen hängt dies vor allem davon ab, wie sehr sie unter ihren Beschwerden leiden.

Wirbelsäulenverkrümmung (Skoliose)

Ist das Rückgrat zur Seite hin nicht gerade, sondern krumm gewachsen, so spricht man von einer Skoliose oder Wirbelsäulenverkrümmung. Die Ursachen hierfür können sehr vielfältiger Natur sein und reichen beispielsweise von Nerven- oder Muskelkrankheiten über Stoffwechselstörungen bis hin zu Entzündungen und Unfällen.

Auch angeborene Formen gibt es. Bei mehr als vier Fünfteln der Fälle lässt sich jedoch kein Grund für die Erkrankung nachweisen. Die Skoliose beginnt meist im Kindes- und Jugendalter, wobei Mädchen etwa viermal häufiger davon betroffen sind als Jungen.

Unterschiedliches Wachstum

Die Wirbelsäulenverkrümmung schreitet in Phasen starken Wachstums voran, also besonders in der Pubertät. Der Grund für diese Deformation ist, dass die Wirbelkörper an verschiedenen Stellen unterschiedlich schnell wachsen, sich so die Wirbelsäule insgesamt krümmt und um die eigene Achse dreht. Wie stark die Verkrümmung wirklich ist, lässt sich von außen oft nur schwer abschätzen, denn die Wirbelsäule ist auf ihrer Innenseite meist stärker verbogen als auf der Außenseite. Beim Blick auf den Rücken unterschätzt man das Ausmaß der Skoliose also leicht.

In der Pubertät wachsen Wirbelkörper unterschiedlich schnell.

Ernste Folgen

Da die Wirbelsäulenverkrümmung anfangs keine Probleme macht, wird sie bei Kindern meist eher zufällig festgestellt, üblicherweise im Alter zwischen zehn und zwölf Jahren. Nimmt die Deformation mit der Zeit zu, kann es zu erheblichen Beschwerden kommen.

Durch die starke Verkrümmung werden die Organe in Brust- und Bauchraum eingeengt, schwere Herz-, Lungen-, Nieren- und Magen-Darm-Probleme können die Folge sein. Möglicherweise kann das sogar die Lebenserwartung stark einschränken.

Gewissheit durch Röntgen

Daher ist es wichtig, die Erkrankung möglichst frühzeitig zu diagnostizieren und zu behandeln, denn so lässt sich oft Schlimmeres verhindern. Ist das Kind unbekleidet, beispielsweise im Schwimmbad, kann ein etwas verkrümmter Rücken erste Hinweise auf einen notwendigen Arztbesuch geben. Bestätigt sich dort der Verdacht, so bringt ein Röntgenbild Klarheit. Vielleicht sind noch weitere spezielle Untersuchungen nötig, um das genaue Ausmaß der Verkrümmung festzustellen.

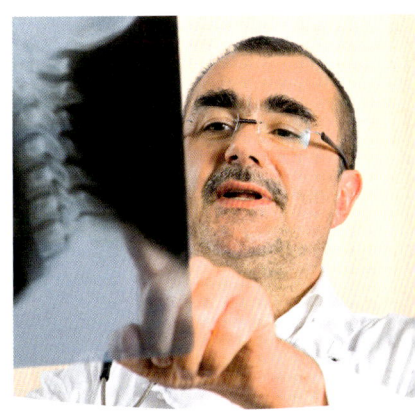

Es lässt sich etwas tun

Gegen die Wirbelsäulenverkrümmung lässt sich einiges unternehmen, v. a., wenn die Kinder noch weiter wachsen. Wegen der möglichen schweren Folgeschäden sollte das frühzeitig geschehen. Bei leichten Fällen ist u. U. schon spezielle Krankengymnastik ausreichend.

Ist die Verkrümmung ausgeprägter, so besteht die Möglichkeit, mit einem eigens angepassten Stützkorsett das Wachstum der Wirbelsäule zu beeinflussen. Wichtig sind hierbei ebenfalls regelmäßige Kontrollen, um Erfolg oder Misserfolg der Behandlung zu erkennen.

INFO

GEFAHR FÜR ORGANE

Ist die Wirbelsäule zur Seite hin verkrümmt, spricht man von einer Skoliose. Bei starker Ausprägung können innere Organe eingeengt werden, was ernste Folgen haben kann. Krankengymnastik oder ein Stützkorsett dienen der Behandlung, in besonders schweren Fällen hilft oftmals eine Operation.

Frühzeitig behandeln

Für besonders schwere Fälle gibt es außerdem die Möglichkeit, den Wachstumsfehler durch eine Operation zu korrigieren. Generell gilt jedoch immer: Je früher die Wirbelsäulenverkrümmung entdeckt wird, desto besser sind die Heilungsaussichten. Behandlungen mit dem Korsett können in aller Regel nur ein weiteres Fortschreiten der Erkrankung verhindern, nicht jedoch zu einer Heilung führen.

Beinlängendifferenzen

Nicht immer ist die Ursache für einen schmerzenden Rücken auch im dortigen Bereich zu finden. Der Körper ist ein komplexes System: Wird das Zusammenspiel von Sehnen, Bändern, Knochen und Muskeln an einer Stelle gestört, sind die Auswirkungen weitreichend. So verhält es sich auch im Fall von sogenannten Beinlängendifferenzen.

Viele Menschen haben unterschiedlich lange Beine. Von einer medizinisch relevanten Längendifferenz wird jedoch erst dann gesprochen, wenn der Unterschied der beiden Beinlängen mindestens einen Zentimeter ausmacht. Alles, was darunter liegt, gilt noch als normal und tritt bei vielen Menschen auf. Mehr als ein Zentimeter Längenunterschied der Beine führt aber dauerhaft zu einer Belastung für den ganzen Körper – besonders für die Wirbelsäule, da die ungleiche Länge der Beine automatisch zu einer Neigung des Beckens und der Wirbelsäule in Richtung des kürzeren Beines führt.

Rückenbeschwerden: Ursache stammt von den Beinen

Die gesamte Körperstatik gerät bei Beinlängendifferenzen aus dem Gleichgewicht, das Becken steht schief und der gesamte Rumpf neigt sich zu einer Seite. Der Körper versucht zwar selbst, diese Fehlbelastung auszugleichen –

beispielsweise, indem er durch eine einseitige Verstärkung der Muskulatur eine Aufrichtung erzeugen will –, jedoch gelingen diese Ausgleichsversuche nicht immer zu 100 Prozent. Dauerhaft kommt es daher oft zu einer Belastung der Wirbelsäule, bei vielen Menschen auch zu frühzeitigen Verschleißerscheinungen (z. B. Arthrose), Muskelverspannungen oder gar Bandscheibenvorfällen.

Differenzen können sich verwachsen

Oft sind schon im Jugendalter Beinlängenunterschiede zu erkennen – diese können aber durchaus auf unterschiedlich starke Wachstumsschübe zurückzuführen sein und sich im Laufe der Zeit von selbst wieder ausgleichen. Ferner kommen Knochenbrüche, Beckenanomalien oder sogar Muskelverspannungen als mögliche Verursacher infrage.

Behandlungsmöglichkeiten sind vielfältig

So vielfältig wie die Ursachen sind auch die Behandlungsoptionen bei Längendifferenzen der Beine. Eine exakte Angleichung der Beinlängen kann in Extremfällen auf operativem Weg hergestellt werden. Bei kleinen Unterschieden wird mittels Schuheinlagen oder externen Schuhsohlenerhöhungen ein Ausgleich geschaffen. Hierbei kommt es v. a. darauf an, dass der Schuhausgleich regelmäßig, auch bei Hausschuhen, vom Patienten getragen wird.

Schuheinlagen oder -sohlenerhöhungen können die Unterschiede ausgleichen.

Wer nur für ein paar Stunden am Tag die Beinlänge auf ein Normalniveau bringt und anschließend wieder ohne externen Ausgleich geht, bringt den Körper eher durcheinander, als dass er ihm hilft. Ferner kann durch eine gezielte Schulung der Muskulatur im Rücken- und Beinbereich erreicht werden, dass der Körper in sich aufrecht wird.

Scheuermann'sche Erkrankung

Bei dieser Erkrankung kommt es zu einer vermehrten Vorwärtskrümmung der Wirbelsäule im Brustbereich, also zu dem, was der Volksmund einen Buckel nennt. Auch hier kann das Ausmaß sehr unterschiedlich sein. Die Scheuermann'sche Erkrankung ist der am häufigsten auftretende Schaden an der Wirbelsäule und betrifft Jungen öfter als Mädchen. Sie beginnt meist zwischen dem elften und 13. Lebensjahr. Ursache ist auch hier eine Wachstumsstörung der Wirbelkörper.

An der zum Bauch zeigenden Seite wachsen sie langsamer, wodurch sie mit der Zeit eine keilartige Form annehmen und ein Rundrücken entsteht. Zusätzlich kann es auch vorkommen, dass aufgrund des gestörten Wachstums Teile der Bandscheibe in den Wirbelkörper regelrecht einbrechen. Dadurch werden die Zwischenräume der Wirbel schmaler. Im Brustbereich bewirken die keilförmigen Wirbelkörper eine verstärkte Rundung, in der Lendengegend eine Abflachung. Die abgeflachte Lendenwirbelsäule wird auch als Flachrücken bezeichnet. Befällt die Erkrankung ausschließlich die Brustwirbelsäule, so führt dies zu einem Rundrücken; in einem solchen Fall versucht die Lendenwirbelsäule dies mit einer vermehrten Hohlkreuzbildung wieder auszugleichen.

Bei einem Rundrücken besteht die Gefahr der Hohlkreuzbildung.

Mögliche Ursache: Schlechte Haltung

Übrigens kann auch schon eine schlaffe Haltung bei Kindern mit herunterhängenden Schultern, rundem Rücken und Hohlkreuz zu dieser Erkrankung führen. Dies beruht darauf, dass es in einem solchen Fall zu Fehlbelastungen kommt, die die Wirbel zu sehr unter Druck setzen und so schädigen können. Ein stärkerer Befall kann nach Abschluss des Wachstums auch zu einem Verschleiß der Bandscheiben führen, sodass die betroffenen Abschnitte des Rückgrates einsteifen. Die anderen Teile der Wirbelsäule gleichen dies durch eine Überbeweglichkeit aus.

Im Normalfall haben Kinder mit Scheuermann'scher Erkrankung keine oder nur geringe Beschwerden in Form von Schmerzen. Auffällig ist der deformierte Rücken, der – je nach betroffenem Abschnitt – als Rundrücken oder Flachrücken erscheint.

 INFO

HALTUNG BEWAHREN!

Die Scheuermann'sche Erkrankung ist einer der häufigsten Schäden an der Wirbelsäule und führt schon in jungen Jahren zu einem Rundrücken. Eine schlechte Haltung bei Kindern kann Auslöser der Krankheit sein. Später bestehen meist Rückenschmerzen.

Die Schäden bleiben im Erwachsenenalter bestehen. Aufgrund der veränderten Wirbelsäulenstatik beeinträchtigen sie mit der Zeit Muskeln und Bänder und können so zu hartnäckigen Schmerzen führen, die typischerweise im Lenden-Steißbein-Bereich vorkommen. Auch hier bringt bei bestehendem Verdacht (beispielsweise runder Rücken, schlechte Haltung) eine Röntgenaufnahme (meist) Klarheit.

Gymnastik kann helfen

Auch bei dieser Erkrankung können krankengymnastische Übungen weiterhelfen. Ziel ist hierbei, durch Trainieren die Haltung zu verbessern, um so ein normales Wachstum der Wirbelsäule zu erreichen.

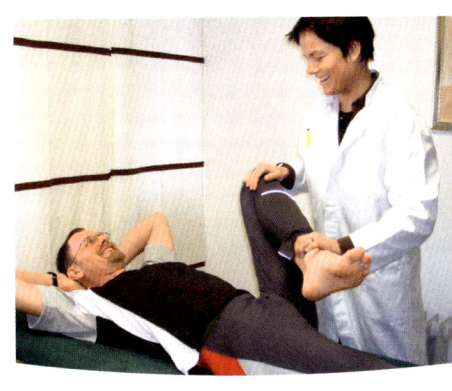

Zweckmäßig ist es dazu, gezielt Bauch- und Rückenstreckmuskeln zu trainieren. Wichtig sind auch ergonomische Möbel, die den Kindern ermöglichen, aufrecht zu sitzen. In schwereren Fällen ist es auch bei der Scheuermann'schen Erkrankung möglich, ein Korsett anzupassen, um das Wirbelsäulenwachstum in die richtige Richtung zu steuern. Nur in besonders schweren Fällen ist bei dieser Erkrankung eine Operation erforderlich, insgesamt ist das aber deutlich seltener der Fall als bei der Wirbelsäulenverkrümmung.

Bechterew'sche Erkrankung

Die Bechterew'sche Erkrankung gehört zum rheumatischen Formenkreis und befällt vorwiegend die Wirbelsäule und die Kreuzbein-Hüftbein-Gelenke. Im Endstadium verknöchert die gesamte Wirbelsäule und ist dann wie aus einem Stück gegossen. Das macht normale Bewegungen natürlich völlig unmöglich. Häufig besteht ein ausgeprägter Rundrücken. Im Extremfall ist ein aufrechter Gang nicht mehr möglich und die Patienten können nicht einmal mehr geradeaus sehen. Hinzu kommen starke Schmerzen, die ebenfalls die Lebensqualität sehr beeinträchtigen können.

Erbanlage wahrscheinlich

Wahrscheinlich sind Erbanlagen an der Entstehung der Erkrankung beteiligt, von der Männer weit häufiger betroffen sind als Frauen. Insgesamt tritt sie jedoch zum Glück recht selten auf und kann auch von der Stärke her sehr unterschiedlich ausgeprägt sein. Die Bechterew'sche Erkrankung beginnt meist mit nächtlichen Rückenschmerzen, die häufig keinem bestimmten Wirbelsäulenabschnitt zuzuordnen sind. Mit der Zeit nehmen die Schmerzen, aber auch die Beschwerden zu. Der Arzt kann i. d. R. schon anhand der Beschwerden die richtige Diagnose stellen. Laboruntersuchungen und Röntgenbilder bestätigen diese dann normalerweise zusätzlich.

Männer sind häufiger von der Krankheit betroffen als Frauen.

43

Schlimme Folgen

Ein wesentlicher Faktor dieser Erkrankung ist, dass mit der Zeit die Wirbelsäule aufgrund der chronischen Entzündung vollständig einsteift; in diese Vorgänge sind auch die Bänder und die kleinen Wirbelgelenke eingebunden. Die Versteifung beginnt zunächst in den unteren Wirbelsäulenabschnitten und schreitet dann nach oben hin fort, sodass die Halswirbelsäule zuletzt betroffen ist. Unter der Versteifung leidet natürlich die Beweglichkeit des Rückgrates; zudem bildet sich ein ausgeprägter Rundrücken. Dadurch ist es den Patienten vielleicht nicht einmal mehr möglich, beim Stehen oder Gehen nach oben zu blicken. Der Prozess kann auch auf den Brustkorb übergreifen und so die Atmung stark beeinträchtigen. Sind die Hüftgelenke mit befallen, schränkt dies die Bewegungsmöglichkeiten noch einmal zusätzlich ein.

Durch Versteifung kann sich ein Rundrücken bilden.

Beweglichkeit erhalten

Die Behandlung zielt meist zunächst einmal auf die Schmerzen ab, die sehr stark sein können. Sind diese ausreichend bekämpft, stehen als Nächstes physiotherapeutische Maßnahmen auf dem Plan. Die Übungen sollen die Wirbelsäule möglichst lange beweglich halten, wenngleich sie die Einsteifung nicht verhindern können. Dennoch ist es möglich, der Entwicklung von Fehlstellungen der Wirbelsäule entgegenzuwirken. Alle Sportarten, die das Rückgrat stark belasten, sind verboten, da die Gefahr von Wirbelbrüchen besteht. Ist die Wirbelsäule schwer deformiert und die Beweglichkeit entsprechend stark eingeschränkt, kann eine Operation die Fehlstellung möglicherweise korrigieren und so zumindest wieder einen aufrechten Gang ermöglichen. Heilbar ist die Erkrankung jedoch nicht.

 INFO

RHEUMATISCHE GEFAHR

Die Bechterew'sche Erkrankung gehört zu den rheumatischen Krankheiten. Sie führt zu einem ausgeprägten Rundrücken und einer völligen Einsteifung der Wirbelsäule. Meist bestehen starke Schmerzen, die Beweglichkeit kann extrem eingeschränkt sein.

Verschleißerkrankungen

Wie jedes andere Körperteil unterliegt selbstverständlich auch die Wirbelsäule mit ihren Bändern und Gelenken einem natürlichen Verschleiß. Der Arzt spricht in diesem Fall von degenerativen Veränderungen. Dies beginnt schon in jungen Jahren, nur dass hier i. d. R. noch keine Beschwerden zu spüren sind. Der Verschleiß ist ein natürlicher

Alterungsprozess des Körpers und daher keine Krankheit. An der Haut und am Aussehen fällt das jedem sofort auf, doch die Wirbelsäule kann man nun einmal nicht von außen sehen; den Verschleiß merkt man daher erst an den Beschwerden, meist in Form von Schmerzen.

Das Leben hinterlässt Spuren

Während des Lebens muss das Rückgrat eine ganze Menge aushalten. Es stützt den Körper und trägt einen Großteil seines Gewichtes; anders wäre ein aufrechter Gang nicht möglich. An allen Bewegungen des Rumpfes ist es beteiligt, und manchmal wird es dabei durch falsche Belastungen auch ganz schön geschunden. Schließlich trägt bei vielen Menschen eine gehörige Portion Übergewicht auch noch dazu bei, dass die Wirbelsäule sich allmählich immer mehr abnutzt.

Die Wirbelsäule nutzt sich mit den Jahren immer weiter ab.

Wichtig: Kräftige Muskeln

Die Beschwerden sind in den verschiedenen Abschnitten der Wirbelsäule jeweils etwas anders. Am häufigsten sind Hals- und Brustwirbelsäule betroffen, da diese Teile am beweglichsten sind. Im Bereich der Brustwirbelsäule sind Probleme aufgrund der eingeschränkten Beweglichkeit eher selten. Am besten für das Rückgrat sind kräftige und trainierte Bauch- und Rückenmuskeln sowie ein wirbelsäulenschonendes Verhalten im Alltag. Dadurch lässt sich zwar der Verschleißprozess selbst nicht aufhalten, doch der vitale Muskelapparat wird dafür sorgen, dass Beschwerden erst sehr spät oder kaum auftreten.

Häufig betroffen: Der Halsbereich

Im Bereich der Halswirbelsäule schränkt der Verschleiß meist die Beweglichkeit ein und es kommt zu schmerzhaften Blockierungen. Da hier auf relativ engem Raum sehr viele Nerven und Blutgefäße verlaufen, können auch diese durch die degenerativen Veränderungen der Wirbelsäule in Mitleidenschaft gezogen werden. Schwindel, Sehstörungen und Übelkeit weisen darauf hin. Normalerweise bestehen bei Verschleißerscheinungen der Halswirbelsäule Kopf- und Nackenschmerzen, die Nackenmuskulatur ist zudem meist verspannt. Die Schmerzen können in Schulter und Arm ausstrahlen, der sich außerdem taub anfühlen kann.

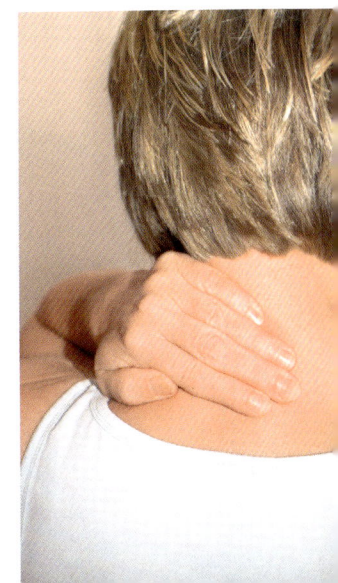

Zunächst gilt es auch hier, die Schmerzen mit Medikamenten zu bekämpfen. Eine Halskrawatte kann den betroffenen Wirbelsäulenabschnitt ruhig stellen und so zur Besserung beitragen. Zusätzlich wärmt die Krawatte und auch das lindert die Beschwerden. Daher sind ebenfalls andere Formen der Wärme wie Fangopackungen, Mikrowellen oder Infrarotlampe hilfreich. Gezielte Krankengymnastik soll die Muskeln kräftigen. Je nach Beschwerdebild kommen auch Massagen, Neuraltherapie, Chirotherapie oder Akupunktur zum Einsatz.

Selten betroffen: Die Brustwirbelsäule

Blockierungen der Wirbelgelenke können Schmerzen auslösen.

Da die Brustwirbelsäule wegen des relativ starren Brustkorbes nur wenig bewegt werden kann, sind Beschwerden durch degenerative Veränderungen hier relativ selten. Möglich ist aber, dass es zu Blockierungen der Wirbelgelenke kommt, was Schmerzen verursachen kann. Ebenso können Nerven, die an den Rippen entlanglaufen, gereizt sein; das ist dann ebenfalls sehr schmerzhaft.

Spitzenreiter Lendenwirbelsäule

Rund 70 Prozent dieser Art von Beschwerden treten in der Lendengegend auf. Die Schmerzen können dabei sehr unterschiedlich sein. Dauerschmerzen sind ebenso möglich wie plötzlich auftretende Schmerzen nach Belastungen. Die Beschwerden können an bestimmten Punkten der Wirbelsäule spürbar oder aber auch keinem genauen Ort zuzuordnen sein; ebenso können sie in die Knie ausstrahlen. Die Muskeln über dem entsprechenden Wirbelsäulenabschnitt sind i. d. R. verspannt.

Bei Schmerzen im Lendenbereich ist Bettruhe sehr hilfreich. Werden die Unterschenkel auf zusätzlichen Matratzen oder einem Hocker hoch gelagert (Stufenbett), entlastet das durch Beugung der Knie- und Hüftgelenke die Lendenwirbelsäule und lindert die Schmerzen. Neben Schmerzmitteln ist die Behandlung hier im Wesentlichen die gleiche wie im Halsbereich. Bei Verschleißbeschwerden in der Lendengegend ist es zudem wichtig, auf richtige Sitzmöbel, Betten und Matratzen zu achten sowie den Arbeitsplatz möglichst rückenfreundlich zu gestalten.

 INFO

SCHUTZ DURCH MUSKELN

Verschleißerscheinungen an der Wirbelsäule sind ein natürlicher Alterungsprozess und treten v. a. im Hals- und Lendenbereich auf. Kräftige und trainierte Muskeln schützen vor frühzeitigen Beschwerden.

Osteoporose

Auch die Osteoporose tritt – abgesehen von wenigen Ausnahmen, wie etwa bei längerfristiger Einnahme von Kortison oder bei bestimmten Stoffwechselerkrankungen – vorwiegend bei älteren Menschen auf. Bei der Osteoporose kommt es allmählich zu einem zunehmenden Schwund der Knochenmasse. Auch wenn es nicht so scheint, so ist der Knochen doch im Normalfall sehr aktiv: Ständig werden vom Körper Teile ab- und anschließend wieder aufgebaut. Das Skelett ist vergleichbar mit einer Großbaustelle, auf der ständig etwas los ist.

Beim jungen, knochengesunden Menschen halten sich Knochenab- und Knochenaufbau die Waage, sodass der Knochen zwar ständig umgebaut und erneuert wird, jedoch niemals an Substanz verliert. Dass das Skelett im Alter gleichmäßig an Masse verliert, ist ein ganz normaler Vorgang. Alte Menschen haben daher im Vergleich zu 30-Jährigen nur noch etwa 50 Prozent der Knochensubstanz. Anders bei der Osteoporose: Hier überwiegt der Abbau gegenüber dem Aufbau so stark, dass der Knochen regelrecht ausgehöhlt wird. Er verliert also nicht einfach nur an Substanz wie beim Altersknochenschwund, sondern wird vom Körper aktiv abgebaut. Eine andere Möglichkeit besteht darin, dass zwar der Abbau normal vonstatten geht, jedoch der Aufbau zu langsam erfolgt. Die Osteoporose beschleunigt den Alterungsprozess des Knochenabbaus erheblich.

Die Knochen werden regelrecht ausgehöhlt.

Sport schützt

Frauen sind von dieser Erkrankung deutlich häufiger und stärker betroffen als Männer. Bei etwa 15 Prozent der über 65-jährigen Frauen ist eine Osteoporose offensichtlich. Wenngleich Diabetes und andere Stoffwechselstörungen oder die Einnahme bestimmter Medikamente die Krankheit begünstigen, so ist dennoch ihre letztendliche Ursache bislang nicht vollständig geklärt. Gehäuft tritt sie bei Frauen in und nach den Wechseljahren auf, sodass wahrscheinlich Hormone eine Rolle spielen. Typische Risikofaktoren sind beispielsweise Untergewicht, Rauchen, Arbeit im Sitzen und eine Calcium- und Vitamin-D-arme Ernährung. Wer regelmäßig Sport treibt, erkrankt seltener, denn die Bewegung übt Zug und Druck auf Knochen und Bänder aus und steigert auf diese Weise den Knochenstoffwechsel, sodass reichlich Knochen aufgebaut wird.

Übergewichtige Frauen leiden seltener an Osteoporose, wahrscheinlich wegen eines höheren Östrogenspiegels. Das ist allerdings kein Grund, reichlich Gewicht zuzulegen, denn das Zuviel kann durchaus andere Probleme bereiten, nicht nur am Bewegungsapparat.

Problem: Knochen brechen leichter

An der Wirbelsäule führt die Osteoporose dazu, dass die Wirbel brüchig werden und zusammensinken können, d. h., sie werden flacher. Geschieht dies am Rand, werden sie keilförmig und es kann ein Rundrücken entstehen, ähnlich wie bei der Scheuermann'schen Erkrankung. Der Unterschied besteht darin, dass dies bei der Osteoporose insbesondere die obere Brustwirbelsäule betrifft; es entsteht der sogenannte Altersrundrücken. Dies ist mit ein Grund dafür, weshalb ältere Menschen anscheinend schrumpfen. Zusätzlich dazu besteht natürlich die Gefahr, dass auch andere Knochen brechen, speziell der Oberschenkelhals. Diese Erkrankung kann sehr schmerzhaft sein.

Besonders die obere Brustwirbelsäule ist betroffen.

Die Behandlung zielt deswegen auch hier darauf ab, zunächst einmal die Schmerzen zu bekämpfen. Mineralstoffe, Vitamin D und Hormone sollen helfen, den Knochen wieder aufzubauen. Die Behandlung mit Östrogenen ist mittlerweile wegen des erhöhten Bruskrebsrisikos sehr umstritten.

Wichtig: Ausreichende Bewegung

Auch bei der Osteoporose kommen krankengymnastische Übungen zum Einsatz, die zum einen die Muskulatur kräftigen, zum anderen den Knochenstoffwechsel anregen; schließlich beugt ausreichend Bewegung der Erkrankung vor. Deshalb wäre Bettruhe hier genau das Falsche, es sei denn, ein Wirbel oder andere Knochen sind gebrochen. Bestehen bei dem von Osteoporose betroffenen zusätzlich Stoffwechselstörungen wie Diabetes, steht natürlich deren Behandlung mit im Vordergrund.

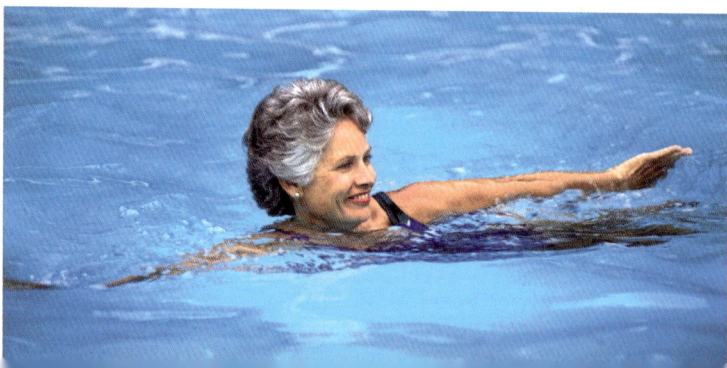

Fitter statt älter

Eine feste Rumpfmuskulatur hält den Körper aufrecht und nimmt Druck von der Wirbelsäule. Im Folgenden erfahren Sie, wie Sie altersgerecht und Ihrem Körper entsprechend trainieren.

20 Jahre: Grundlagen schaffen

Zwischen dem 20. und 30. Lebensjahr wächst das muskuläre Leistungsvermögen um rund fünf bis sieben Prozent jährlich. Man sollte diesen Umstand nutzen, um Grundlagen für das beschwerdefreie Leben im Alter zu schaffen. Denn Muskeln, die man sich einmal antrainiert hat, lassen sich auch mit zunehmendem Alter leichter erhalten. Sportarten, die den Rücken besonders fordern (wie Rudern, Zirkeltraining oder spezielle Rückenübungen) sind jetzt optimal.

30 Jahre: Beweglich bleiben

Mit Mitte 30 lassen Flexibilität und Beweglichkeit erstmals langsam nach. 30 Minuten Stretching pro Woche sind daher Pflicht, um den Körper elastisch und die Bewegungen geschmeidig zu halten. Dehnungseinheiten bieten sich v. a. im Anschluss an das gewöhnliche Sportprogramm an, da die Muskeln dann noch warm sind und die Dehnung besser annehmen.

40 Jahre: Unter Spannung bleiben

Wer seine Muskeln als über 40-Jähriger nicht regelmäßig benutzt, verliert pro Jahr rund ein halbes Pfund an Muskelmasse. Muskelarbeit ist daher in diesem Alter enorm wichtig, sollte aber möglichst sanft durchgeführt werden. Hierfür ist Schwimmen der ideale Sport. Es stärkt das Kreuz, schont die Gelenke und verbrennt obendrein noch ordentlich Kalorien.

50 Jahre: Gleichgewicht finden

Sportarten wie Yoga, Pilates oder Tai Chi eignen sich optimal – sie stärken den Körper, erhalten die Beweglichkeit und schonen dabei den Bewegungsapparat. Solch sanfte Sportarten werden dabei oft unterschätzt. Wer sich auf die Muskeln konzentriert und intensiv genug, also mit fester Körperspannung, trainiert, kommt auch beim meditativen Training ins Schwitzen.

Vertebralsyndrom

Wie bereits eingangs erwähnt, hatten viele Menschen schon irgendwann einmal in ihrem Leben Rückenprobleme. Liegt keine der bereits genannten Erkrankungen vor, so handelt es sich meist um ein sogenanntes Vertebralsyndrom, dessen genaue Ursache oft unklar bleibt. Vertebralsyndrome kommen in jedem Lebensalter vor und können alle Abschnitte der Wirbelsäule betreffen. Auch der allseits bekannte Hexenschuss, bei dem plötzlich einsetzende stärkste Schmerzen nahezu jede Bewegung unmöglich machen, gehört dazu. Bei Jugendlichen sind wahrscheinlich Haltungsfehler an der Entstehung der Beschwerden beteiligt, bei Erwachsenen spielen möglicherweise mangelnde Fitness und ein Ungleichgewicht der Muskulatur eine Rolle.

Ursachen für das Syndrom bleiben häufig im Dunkeln.

Beschwerden meist eindeutig

Vertebralsyndrome verursachen Rückenschmerzen, die bei Bewegung oder Belastung auftreten und das alltägliche Leben deutlich beeinträchtigen können. Oft sind auch die Muskeln über der betroffenen Wirbelsäulen-Stelle verspannt und verhärtet, man spricht dann von einem Muskelhartspann. Die Schmerzen können je nach Lokalisation sogar in den Arm oder das Bein ausstrahlen.

Es kann außerdem zu Gefühlsstörungen kommen. Bei einem Vertebralsyndrom sind die Symptome für den Arzt eindeutig, sodass i. d. R. schon ein ausführliches Gespräch mit dem Patienten und eine sorgfältige körperliche Untersuchung ausreichen, um die richtige Diagnose zu stellen.

Wichtig: Schmerzen bekämpfen

Auch bei diesen Beschwerden gilt es, zunächst einmal die unangenehmen Schmerzen zu beseitigen. Wichtig ist es zudem, die verhärteten Muskeln wieder zu lockern, da diese die Schmerzen zu einem wesentlichen Teil begünstigen und fördern. Zur Verfügung stehen hier zunächst einmal die üblichen Schmerzmittel, aber auch Medikamente, die zu einer Entspannung der verhärteten Muskeln führen. Auch die Neuraltherapie, d. h. eine Injektion von örtlichen Betäubungsmitteln in die schmerzhaften Stellen, ist beim Vertebralsyndrom i. d. R. wirksam. Linderung bringen außerdem Kältepackungen, Bewegungsübungen oder Massagen der verspannten Muskulatur, die man durchaus auch selbst durchführen kann.

Verhärtete Muskeln müssen gelockert werden.

Wer rastet, der rostet

Bestehen die Beschwerden für längere Zeit und neigen dazu, chronisch zu werden, ist es sinnvoll, die allgemeine körperliche Fitness zu steigern. Mit welchen Mitteln das geschieht, ist jedem selbst überlassen. Bewährt haben sich Fahrradergometer, Laufbänder, Schwimmen, Laufen oder Radfahren. Auf alle Fälle ist es wichtig, so früh wie möglich wieder mit den gewohnten Berufs- und Freizeitaktivitäten zu beginnen. So lässt sich am besten verhindern, dass der Bewegungsapparat einrostet. Ein gut trainierter Körper ist darüber hinaus der beste Schutz vor Rückfällen. Genauso wichtig ist es aber auch, den Arbeitsplatz rückenfreundlich zu gestalten, um in Zukunft unliebsamen Überraschungen vorzubeugen.

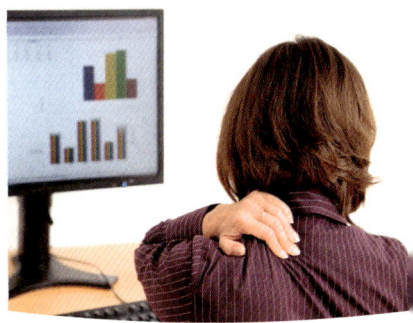

Bakterien als Ursache für Entzündungen

Auch Entzündungen kommen im Bereich der Wirbelsäule vor. Sind nur die Wirbel befallen, so spricht der Arzt von einer Spondylitis. Ist zusätzlich die Bandscheibe entzündet, handelt es sich um eine Spondylodiszitis. Verursacht wird die Erkrankung von verschiedenen Bakterienarten, in seltenen Fällen kann auch einmal eine Tuberkulose des Skeletts dahinterstecken. Die Mikroben finden ihren Weg zu den Wirbeln in aller Regel über das Blut, das sie dorthin transportiert. Zudem können sich Wirbel und Bandscheiben nach Operationen oder anderen Eingriffen entzünden; das kommt aber heutzutage zum Glück nur sehr selten vor.

Gefahr für das Rückenmark

Die Entzündung beginnt in den Wirbeln und kann sich von dort auf die Bandscheibe ausbreiten. Meist sind zwei benachbarte Wirbel betroffen. Zum einen zerstört die Erkrankung allmählich den befallenen Wirbel, der dann in sich zusammensinken kann; zum anderen sind örtliche Eiteransammlungen möglich. Beides kann, wenn die Entzündung fortschreitet, letztendlich auf das Rücken-

 INFO

PLÖTZLICHER SCHMERZ

Beim Vertebralsyndrom kommt es bei Bewegungen oder Belastungen plötzlich zu starken Rückenschmerzen. Die genaue Ursache ist letztlich jedoch unklar. Körperliches Training beugt vor.

GEDULD GEFRAGT

Eine Entzündung von Wirbel und Bandscheibe bezeichnet man als Spondylodiszitis; meist sind Bakterien der Auslöser. Die Patienten haben starke Rückenschmerzen, Fieber und fühlen sich richtig krank. Die Behandlung erfolgt mit Antibiotika und ist in aller Regel recht langwierig.

mark drücken und so Lähmungen verursachen. Auch bei dieser Erkrankung treten anfangs Rückenschmerzen auf, die sich jedoch durch Bettruhe nicht beeinflussen lassen und bei Bewegung sogar noch stärker werden. Meist besteht Fieber und man fühlt sich richtig krank.

Verletzungen der Wirbelsäule

Die Wirbelsäule mit ihren vielen Einzelwirbeln, Gelenken, Bändern und Muskeln ist natürlich auch für Verletzungen anfällig. Ein Sprung aus einer größeren Höhe, bei dem man unsanft landet, der Ausrutscher, der auf dem Rücken liegend endet oder gar ein Fahrrad-, Motorrad- oder Autounfall – schnell hat da die Wirbelsäule etwas abbekommen. Da das Rückgrat entsprechend kompliziert aufgebaut ist und aus vielen Einzelteilen besteht, sind auch die Möglichkeiten für Verletzungen sehr vielfältig und reichen von Zerrungen und Überdehnungen bis hin zu Wirbelbrüchen. Zum Glück passiert oft nicht viel, doch im schlimmsten Fall kann es zu schweren und bleibenden Schäden kommen.

Wirbelbrüche

Sie entstehen meist durch Verkehrsunfälle, v. a. bei Stürzen von einem Motorrad. Auch manche Sportarten, etwa Trampolinspringen, Reiten oder Skifahren bergen ein gewisses Risiko. Die Brüche finden sich meist am Übergang von der Brust- zur Lendenwirbelsäule.

VORSICHT, UNFALL!

Motorradunfälle bergen die Gefahr von Wirbelbrüchen, die meist am Übergang von der Brust- zur Lendenwirbelsäule auftreten. Die Halswirbelsäule ist dagegen bei Kopfsprüngen in seichtes Wasser besonders gefährdet. Bei Auffahrunfällen kann es durchaus auch zu einem Schleudertrauma der Halswirbelsäule kommen.

Schleudertrauma

Frau M. kommt unmittelbar nach einem Auffahrunfall mit dem Pkw zum Arzt und beschwert sich über eine eingeschränkte Beweglichkeit, Schmerzen, die in den Schulter- und Armbereich ausstrahlen, Kopfschmerzen sowie eine leichte Übelkeit und Schwindelgefühl. Für den Arzt ist die Diagnose klar:

Frau M. erlitt ein Schleudertrauma im Bereich der Halswirbelsäule. Durch das plötzliche Abbremsen der Bewegung wirken auf die Wirbelsäule erhebliche Kräfte, die sich wie eine plötzliche und sehr starke Dehnung auf die Bänder, Muskeln, Sehnen und Weichteile im Halswirbelbereich auswirken. Eine Halskrawatte bringt Linderung, denn sie stellt die Wirbelsäule ruhig und wärmt außerdem. Der Arzt wird aber in aller Regel zur Sicherheit auch noch eine Röntgenaufnahme anfertigen, um einen möglichen Wirbelbruch nicht zu übersehen.

Vorsicht bei Kopfsprüngen!

Auch bei Kopfsprüngen in seichtes Wasser drohen Verletzungen der Halswirbelsäule, die recht drastisch ausfallen können. Alle anderen Unfälle, die zu einem schweren Aufprall des Kopfes führen, haben die gleichen Folgen. Bänder und Bandscheiben können zerreißen, Gelenke sich lockern oder sogar Wirbel brechen. In schweren Fällen drohen hohe Querschnittslähmungen, d. h., es sind nicht nur die Beine, sondern auch Arme und Brustmuskulatur mit betroffen. Sind Bänder oder Bandscheiben zerrissen, kann die Wirbelsäule dadurch ihre Stabilität einbüßen. Dann ist eine Operation erforderlich.

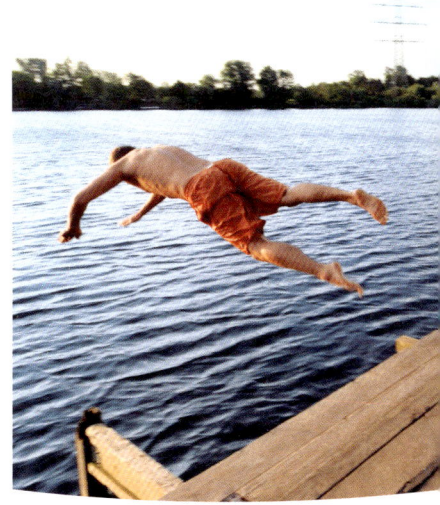

Bandscheibenvorfall – auch ein Verschleiß

Genau genommen handelt es sich auch bei einem Bandscheibenvorfall um eine degenerative Erkrankung, also um Verschleiß, denn eine gesunde und junge Bandscheibe macht keine Probleme. Bandscheiben bestehen aus einem Faserring und einem Gallertkern und sind bei jungen Menschen elastisch. Bei ihnen kann der Kern auch noch ausreichend Flüssigkeit einlagern, um prall zu sein.

Mit zunehmendem Alter verliert der Gallertkern dann diese Fähigkeit und somit auch Wasser. Ebenso wird der Faserring mit der Zeit brüchig und kann kleine Risse bekommen. Aufgrund des Flüssigkeitsverlustes wird der Raum zwischen zwei benachbarten Wirbeln enger, das betroffene Bewegungssegment verliert an Stabilität und lockert sich.

Durch diese Vorgänge büßt die Bandscheibe auch an ihrer Pufferfunktion ein. Kommt es schließlich zu einer stärkeren Rissbildung im Faserring, so können Teile der Bandscheibe durch den Riss austreten – ein Bandscheibenvorfall ist entstanden.

Der verminderte Raum zwischen zwei benachbarten Wirbeln bewirkt aber noch etwas anderes: Dadurch, dass die Bewegungssegmente sich lockern, lockern sich auch die kleinen Zwischenwirbelgelenke. Dies führt zum einen zu schnellerem Gelenkverschleiß, kann andererseits aber auch zu sehr unangenehmen Gelenkblockierungen führen, die durch plötzlich einschießende starke Schmerzen auf sich aufmerksam machen.

INFO

DRUCK, LASS NACH!

Beim Bandscheibenvorfall reißt der Faserring ein und es treten Anteile des Gallertkerns aus, die auf Nerven oder Rückenmark drücken können. Dies verursacht schließlich die Beschwerden.

Meist betroffen: die Lendenwirbelsäule

Bei Bandscheibenvorfällen drückt das herausgequollene Gewebe häufig auf Nerven und verursacht so die Beschwerden, die am häufigsten im Bereich der Lendenwirbelsäule oder des Steißbeins auftreten. Bandscheibenvorfälle verursachen i. d. R. heftige Schmerzen, die vom Rücken ins Bein ausstrahlen, die sogenannten Ischiasschmerzen. Je nachdem, wie stark der Vorfall auf die Nerven drückt, können Gefühlsstörungen oder sogar Lähmungen dazukommen. Bandscheibenpatienten nehmen meist instinktiv eine Schonhaltung ein, in der die Schmerzen für sie am erträglichsten sind.

Häufig auch eine Nervenreizung

Oft sind vermutete Bandscheibenvorfälle in Wirklichkeit keine. Eine Computertomografie bringt Gewissheit und zeigt gleichzeitig das Ausmaß des Schadens. Bei einem akuten Vorfall hilft Kortison meist gut, da es zum einen die Schmerzen reduziert, zum anderen aber auch eine Nervenreizung vermindert, die hier meist mitbesteht. Die Bekämpfung der Schmerzen steht zunächst wieder im Vordergrund. Auch Kälteanwendungen bringen oft eine Besserung der Beschwerden, ebenso wie die Stufenbettlagerung oder eine Neuraltherapie. Sind die Schmerzen anderweitig nicht wegzubekommen oder bestehen Lähmungen, ist eine Operation erforderlich. Hierbei entfernt der Chirurg Teile der vorgefallenen Bandscheibe, womit in den allermeisten Fällen die Beschwerden beseitigt sind.

Die Schmerzbekämpfung ist das oberste Ziel.

54

Fehlbelastungen durch Übergewicht

Auch wenn mäßiges Übergewicht die Gefahr einer Osteoporose reduziert, ist es doch keine Patentlösung, um Wirbelsäule und Knochen gesund zu halten. Neben negativen Effekten auf Herz und Kreislauf sowie einem erhöhten Risiko für Diabetes kann das Zuviel an Pfunden nämlich auch ganz schön auf Rückgrat und Gelenke drücken, die dann unter der Last schwer zu tragen haben. Häufig treten Verschleißerscheinungen mit Arthrosen in Knie-, Hüft- und Sprunggelenken auf. Auch über Wirbelsäulenbeschwerden und Rückenschmerzen klagen übergewichtige Menschen oft. Am besten für den Bewegungsapparat (und natürlich auch für den restlichen Körper) ist ein möglichst normales Körpergewicht. Ausreichend Bewegung hilft, dieses zu erreichen, hat aber noch andere positive Effekte: So arbeiten beispielsweise Herz und Kreislauf effektiver und werden zudem entlastet. Nicht zu unterschätzen ist auch der Trainingseffekt auf die Muskulatur. Sie wird kräftiger, wodurch v. a. der Rücken stabiler wird, und das beugt wiederum Rückenbeschwerden vor.

 INFO

GEWICHTIGES ARGUMENT

Übergewicht schützt zwar vor Osteoporose, belastet aber Wirbelsäule und Gelenke und führt so zu vorzeitigem Verschleiß. Auch Herz und Kreislauf können durch zu viel Gewicht geschädigt werden.

Rückenschmerzen durch seelische Probleme

Nicht immer sind körperliche Probleme der Grund für Rückenschmerzen. Manchmal kann der Arzt auch nach vielen und möglicherweise recht aufwendigen Untersuchungen keinen körperlichen Schaden feststellen. In solchen Fällen sollte man immer auch an seelische Probleme als Ursache für die Beschwerden denken, denn die Psyche wirkt auf den Körper. Und so etwas kommt weitaus häufiger vor, als man denkt. Seelische Störungen können sich auf jedes Organ oder Körperteil niederschlagen und dort Probleme auslösen. Man bezeichnet so etwas als psychosomatische Erkrankungen, was bedeutet, dass die Erkrankung nicht durch einen körperlichen Schaden, sondern durch Störungen der Psyche ausgelöst wurde. Da jeder Mensch – körperlich betrachtet – seine ganz persönlichen Schwachstellen besitzt, sind auch die von psychosomatischen Erkrankungen betroffenen Organe oder Körperpartien von Mensch zu Mensch unterschiedlich. Bei manchen ist das eben der Rücken.

Viele Redewendungen

Dass zwischen der Seele und dem Rückgrat oder dem Bewegungsapparat ein Zusammenhang besteht, zeigen schon viele unserer alltäglichen Redewendungen: Man lastet jemandem etwas auf, und dann hat dieser an einer schweren Last zu tragen. Andere wiederum belastet etwas, sodass sie schließlich sehr angespannt sind. Manch einem kann das sogar sprichwörtlich das Rückgrat brechen. Gut, wenn dann jemand da ist, der einem den Rücken stärkt und ihn wieder aufrichtet. Menschen, die ein breites Kreuz haben und Rückgrat zeigen, haben diese Probleme womöglich

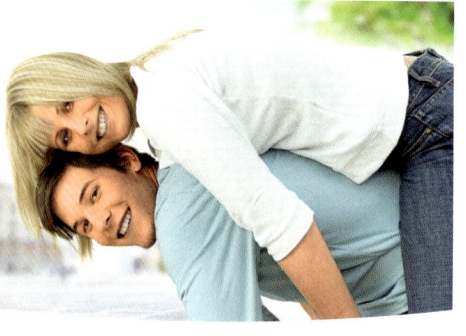

nicht. Dennoch könnten sie von jemandem aufs Kreuz gelegt werden. Und wenn sie das allzu sehr auf die leichte Schulter nehmen, könnte es sein, dass sie doch irgendwann einmal weiche Knie bekommen. Die Liste ließe sich selbstverständlich noch weiter fortsetzen. Was Sie aber daran sehen können, ist, dass sich die Körper-Seele-Beziehung in unserer alltäglichen Sprache niederschlägt, was natürlich nicht nur für den Bewegungsapparat gilt.

Dauerstress führt zu Muskelverspannungen

Seelische Belastungen und Dauerstress führen leicht dazu, dass Sie sich innerlich verkrampfen, und das schlägt sich natürlich auch auf den Bewegungsapparat nieder: Die Muskeln verspannen sich und verhärten. Das kann sehr schmerzhaft sein, führt aber gleichzeitig zu einer Fehlbelastung von Bändern, Knochen und Gelenken, was wiederum die Beschwerden verstärkt und zu noch größeren Muskelverspannungen führt. Ein regelrechter Teufelskreis also! Wichtig ist es da, seine ganz persönlichen Entspannungsmöglichkeiten zu finden und anzuwenden.

Oft kann es schon helfen, das „Neinsagen" zu lernen und die eigene Leistungsgrenze zu akzeptieren. Das ist sicherlich in unserer hektischen und leistungsorientierten Zeit nicht einfach, doch leidet unter dem Dauerstress letztlich nicht nur der Rücken, sondern auch der Rest des Körpers. Mit der Zeit kann sich das auch in Störungen anderer Organe äußern.

Schmerzursache Weichteilrheumatismus

Eine weitere Erkrankung, die wahrscheinlich seelische Ursachen hat und meist durch Rückenbeschwerden auf sich aufmerksam macht, ist die Fibromyalgie, auch als Weichteilrheumatismus bezeichnet. Muskeln, Sehnen und Bänder schmerzen dabei sehr stark; besonders betroffen sind die Stellen, an denen die Sehnen mit dem Knochen verwachsen sind. Im Gegensatz zum „richtigen" Rheuma fehlen bei der Fibromyalgie jegliche Entzündungszeichen, auch sogenannte Rheumafaktoren lassen sich nicht im Blut nachweisen. Typisch für die Erkrankung sind hartnäckige Rückenschmerzen, die über einen langen Zeitraum bestehen und trotz vielfältiger Therapieversuche keine Besserung zeigen; dazu können Schmerzen in Armen und Beinen kommen. Eine körperliche Ursache der Beschwerden lässt sich nicht finden. Schlafstörungen sind ebenfalls charakteristisch; der Schlaf ist nicht erholsam und die Patienten fühlen sich am nächsten Morgen wie gerädert. Kaltes Wetter, Stress und anstrengende Tätigkeiten können die Beschwerden verstärken. Gut dagegen sind Wärme und leichte sportliche Aktivitäten; auch Entspannungsübungen können hilfreich sein.

Entzündungszeichen lassen sich hier nicht ausmachen.

Behandlung meist schwierig

Die genaue Ursache der Fibromyalgie ist unbekannt, jedoch scheint die Psyche dabei eine wesentliche Rolle zu spielen. Wichtig ist es, bei den entsprechenden Beschwerden ernsthafte körperliche Schäden auszuschließen, die womöglich eine Operation erfordern würden. Auch andere Rheumaerkrankungen, wie beispielsweise die Bechterew'sche Erkrankung, sollten sicher ausgeschlossen sein. Die Behandlung des Weichteilrheumatismus ist schwierig und führt häufig nicht zum gewünschten Erfolg, worunter viele Patienten sehr leiden. Physikalische Therapieverfahren wie Wärme- oder Kältebehandlungen, Wasseranwendungen oder Massagen, die sonst gute Ergebnisse erzielen, helfen hier meist nicht weiter und können die Beschwerden sogar verschlimmern. Auch Medikamente erzielen häufig keine Besserung. Üblicherweise wird der Arzt versuchen, verschiedene Behandlungsverfahren miteinander zu kombinieren, was am erfolgversprechendsten ist. Auch eine Psychotherapie, sei es als Einzelbehandlung oder in der Gruppe, zeigt langfristig oft recht gute Erfolge.

Die Behandlung von Rückenbeschwerden

Helfen Hausmittel nicht weiter, ist es empfehlenswert, zum Arzt zu gehen!

Je nachdem, welche Erkrankung zugrunde liegt, gibt es verschiedene Behandlungsmethoden, die an unterschiedlichen Punkten ansetzen. Die wichtigsten davon werden im folgenden Abschnitt erläutert, wobei dies keinesfalls alle Möglichkeiten sind. Wenn Selbsthilfe und Hausmittel nicht mehr weiterhelfen, sollte unbedingt ein Arzt aufgesucht werden. Normalerweise wird am Anfang als Zielsetzung die Beseitigung der Schmerzen stehen, weil ansonsten meist keine anderen Maßnahmen, wie beispielsweise eine Physiotherapie, möglich sind.

Selbsthilfe und Hausmittel

Häufig vergehen Rückenschmerzen wieder von selbst oder sie lassen sich durch einfache Maßnahmen günstig beeinflussen. Vorbeugen ist natürlich besser als heilen, deshalb kann ausreichend Bewegung nicht schaden – im Gegenteil. Die verbesserte Fitness kommt nicht nur dem Herzen und dem Kreislauf, sondern auch dem Bewegungsapparat zugute, indem sie Haltungsfehlern vorbeugt. Gleiches gilt für kräftige Rücken- und Bauchmuskeln: Sie stützen den Rumpf und stabilisieren die Wirbelsäule, wodurch dem Problem Rückenschmerzen effektiv entgegengewirkt werden kann. Regelmäßige Gymnastikübungen können dabei helfen.

INFO

EASY GOING

Durch regelmäßige Gymnastikübungen kann Rückenbeschwerden wirksam vorgebeugt werden! Kommt es trotzdem so weit, kann ein warmes Bad helfen. Auch Entspannungstechniken können weiterhelfen. Achten Sie im Alltag darauf, sich wirbelsäulenfreundlich zu bewegen.

58

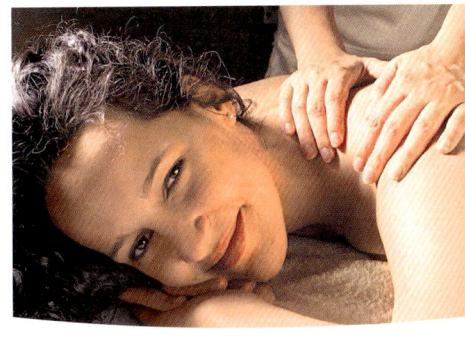

Eine andere Art, Rückenbeschwerden vorzubeugen, ist ein wirbelsäulenschonendes
Verhalten im Alltag. Sitzen, Aufstehen, Heben
und andere Dinge machen viele Menschen
falsch und schaden so dem Rückgrat. Durch
Fehlbelastungen kommt es schneller zu Verschleiß, der heftige Rückenprobleme zur Folge
haben kann. Wohltuend bei Beschwerden des
Rückgrates ist Wärme. Ein heißes Bad und anschließend ein wenig Ruhe können da schon
ausreichen. Besonders in der kalten Jahreszeit bietet sich hierfür auch die
Sauna an, die zudem noch herrlich entspannt. Denn unsere alltägliche
Hektik wirkt sich ebenfalls negativ auf den Rücken aus und führt oft zu
hartnäckigen Verspannungen. Für solche Fälle sollten Sie ruhig auch einige Entspannungstechniken erlernen, die hier manchmal wahre Wunder
wirken können. Verhärtete und verspannte Muskeln können Sie möglicherweise auch selbst massieren und so wieder in den Griff bekommen.
Noch besser ist es, wenn Ihnen Ihr Partner oder Ihre Partnerin dabei hilft.

Medikamente

Bei Rückenbeschwerden stehen zumeist Schmerzen im Vordergrund, weshalb Schmerzmedikamente hier den größten Stellenwert besitzen. Schmerzen sind nicht nur sehr unangenehm; meist ist eine weitere Behandlung,
etwa mit Krankengymnastik, außerdem gar nicht möglich, bevor nicht die
Schmerzen ausreichend bekämpft sind. Manche der Medikamente erhalten
Sie rezeptfrei in der Apotheke. Da aber auch diese entsprechende Nebenwirkungen haben, sollten Sie anstatt einer Selbstmedikation lieber den
Arzt aufsuchen. Oft genug werden zudem stärkere Mittel benötigt, als die
frei erhältlichen. Da Schmerzen des Bewegungsapparates meist mit einer
entzündlichen Reizung einhergehen, sind Schmerzpräparate, welche gleichzeitig die Entzündung zurückdrängen, hier i. d. R. am besten geeignet. Diese
auch als Rheumamittel bekannten Medikamente muss jedoch der Arzt
verschreiben. Bei schwersten Schmerzzuständen kann durchaus einmal
die Gabe von Kortison notwendig werden. Liegt den Beschwerden eine
Osteoporose zugrunde, helfen Kalzium- und Vitamin-D-Präparate sowie
Medikamente für den Knochenaufbau, sogenannte Bisphosphonate.

**Der Arzt
verschreibt die
Rheumamittel.**

VORSICHT!

Schmerzmedikamente sollten Sie nicht leichtfertig von selbst einnehmen, ohne sich beraten lassen oder informiert zu haben, da diese auch Nebenwirkungen haben können. Fragen Sie also besser Ihren Arzt nach dem für Sie geeigneten Präparat! Sonst laufen Sie Gefahr, nicht die richtigen Medikamente einzunehmen oder setzen mit falscher Dosierung die Gesundheit aufs Spiel.

Bei rheumatischen Erkrankungen, wie der Bechterew'schen Erkrankung, sind spezielle Arzneien erforderlich. Die Therapie ist hier sehr kompliziert und dem Spezialisten vorbehalten. Eine andere Art der Schmerzbehandlung ist die Neuraltherapie, die noch beschrieben werden wird. Bei schmerzhaften und verhärteten Muskeln werden auch muskelentspannende Medikamente mit Erfolg eingesetzt. Da diese der Klasse der Beruhigungsmittel angehören, verbietet es sich, nach deren Einnahme Auto zu fahren.

Physiotherapie (Bewegungstherapie)

Ziel der Physiotherapie ist, die Beweglichkeit zu erhalten oder wiederherzustellen. Dabei arbeiten Patient und Therapeut darauf hin, die Bewegungsmöglichkeiten von Gelenken wieder zu erhöhen, die Muskulatur zu kräftigen, die Koordination zu verbessern sowie Ausdauer und Kondition zu steigern. Bei der Behandlung der Gelenkbeweglichkeit sind aktive und passive Therapien möglich: Bei den aktiven bewegt der Patient sich selbst,

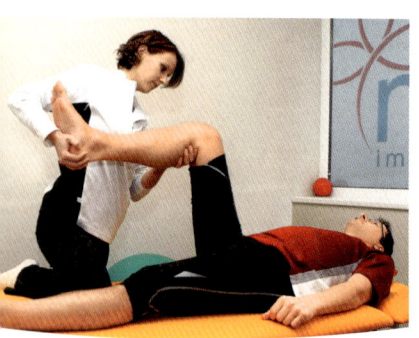

bei den passiven wird die Bewegung am entspannten Patienten vom Therapeuten durchgeführt. Die Physiotherapie der Muskeln unterscheidet statische Verfahren, bei der die Position beibehalten wird (etwa, wenn Sie mit Kraft gegen eine Wand drücken), und dynamische Verfahren, bei denen sich die Position ändert (also alle eigentlichen Bewegungen). Da statische Übungen auf Dauer ungesund sind und die Muskeln rasch ermüden, wird den dynamischen Übungen der Vorzug gegeben.

Physikalische Therapie

Unter dem Begriff der Physikalischen Therapie werden eine ganze Reihe unterschiedlicher Behandlungsverfahren zusammengefasst. Gemeinsam ist ihnen, dass sie physikalische Erscheinungen wie beispielsweise Wärme,

Kälte oder Elektrizität ausnutzen. Trotz bisher unvollständiger Erforschung lassen sich deren bekannte günstige Wirkungen gegen Krankheiten und Beschwerden erfolgreich einsetzen. Nicht verwechselt werden darf die Physikalische Therapie jedoch mit der Physiotherapie.

Wärme- und Kältebehandlung

Beide Behandlungsformen nutzen physikalisch gesehen denselben Angriffspunkt, haben aber verschiedene Auswirkungen. Sowohl Wärme als auch Kälte reizen Temperatursensoren, sogenannte Rezeptoren, in der Haut, welche die Informationen an das Gehirn weiterleiten. Dieses verarbeitet die Reize und setzt in der Folge die Schmerzempfindlichkeit herab. Auch die Blutgefäße reagieren: Wärme erweitert sie und steigert so die Durchblutung, Kälte verengt sie und vermindert so zunächst den Blutstrom. In der Folge kommt es aber auch hier zu einer vermehrten Durchblutung, was man leicht an der geröteten Haut erkennen kann, wenn man beispielsweise den Eisbeutel wieder abnimmt. Der Stoffwechsel wird vom Temperaturenspiel ebenfalls beeinflusst, wobei Wärme ihn beschleunigt, Kälte ihn dagegen bremst. Die Wärmebehandlung wird v. a. bei chronischen Erkrankungen wie Gelenkverschleiß eingesetzt, Kälte wird bei akuten Entzündungen bevorzugt. Praktisch sieht es so aus, dass bei Kälteanwendungen Eispackungen, Kältegel, Kaltwasser oder auch eine Kältekammer zum Einsatz kommen. Wärmebehandlungen sind in Form von Dampf, Fangopackungen, Warmwasser oder Infrarotbestrahlungen möglich. Wärme- und Kälteanwendungen wirken aber nur auf Haut, Unterhaut und oberflächlich gelegenen Muskeln; eine Temperaturbeeinflussung tieferer Strukturen ist damit nicht möglich.

Wärme erweitert, Kälte verengt die Blutgefäße.

Wasserbehandlung

Wasserbehandlungen nutzen ebenfalls die Wirkungen von Wärme und Kälte, jedoch lassen sich diese im Wasserbad auf den ganzen Körper anwenden. Zusätze wie Schwefel oder Kohlendioxid können vom Körper aufgenommen werden und so ebenfalls eine Wirkung entfalten. Eine Besonderheit ist, dass ein Wasserbad die Schwerkraft zum Großteil aufhebt und so das Körpergewicht auf ein Zehntel reduziert. Dies ermöglicht zusätzlich spezielle Formen der Bewegungstherapie.

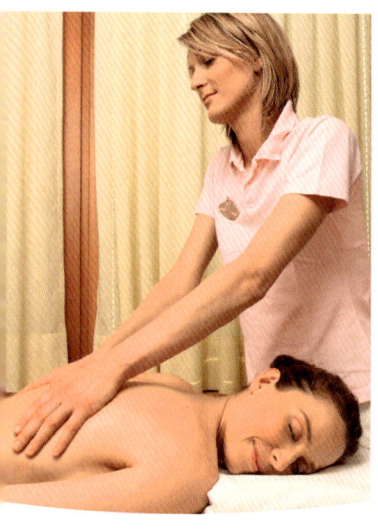

Massage

Auch die Massage gehört zu den Physikalischen Therapieverfahren. Besonders über schmerzhaften Gelenken verschafft es Linderung, die Haut durchzukneten. Durch diesen starken Reiz werden nämlich – ähnlich wie bei der Wärme- und Kälteanwendung – Signale zum Gehirn geleitet, die dieses verarbeitet und schließlich das Schmerzempfinden hemmen. Durch eine Massage wird zudem die Durchblutung von Haut, Unterhaut, Muskeln und Bindegewebe gesteigert, Abfallprodukte des Stoffwechsels und Gewebsflüssigkeit können so besser abtransportiert werden. Auf diese Weise lassen sich auch schmerzhafte Muskelverhärtungen beseitigen. Spezielle Techniken wie Bindegewebsmassage oder Lymphdrainage kommen bei Lymphabflussstörungen des Bindegewebes zum Einsatz und ermöglichen den Abtransport der Lymphflüssigkeit.

Elektrobehandlung

Elektrischer Strom wird hierbei in unterschiedlichen Arten (Gleichstrom, niederfrequente, mittelfrequente und hochfrequente Ströme) angewendet und entfaltet im Körper unterschiedliche Wirkungen. So kann er z. B. das Gewebe erwärmen, Nerven reizen oder Muskelbewegungen auslösen. Gleichstrombehandlungen lassen sich auch mit Bädern kombinieren. Beim Zusatz von Medikamenten zum Bad kann durch den Strom eine Aufnahme durch die Haut erreicht werden. Bei der Reizstromtherapie stimuliert niederfrequenter Strom die Muskulatur, um nach Krankheiten oder Verletzungen einem Muskelabbau vorzubeugen. Auch Nervenstimulationen sind möglich, durch die sich Schmerzen bekämpfen lassen. Mittelfrequente Ströme werden ebenfalls zur Muskelbehandlung eingesetzt.

Eletromagnetische Wellen helfen bei Verschleißerscheinungen. Mit der Hochfrequenztherapie lässt sich im Körper durch elektromagnetische Wellen Wärme erzeugen, die bei chronischen Prozessen wie beispielsweise Verschleißerscheinungen hilft. Zu dieser Form von Therapie gehört auch die Mikrowelle. Vorteil dieser Verfahren ist, dass die Wärme tief ins Gewebe eindringen kann, was bei den herkömmlichen Wärmeanwendungen nicht möglich ist.

62

Ultraschall und Infrarotbestrahlung

Diese beiden Therapieformen dienen ebenfalls dazu, Wärme zu erzeugen. Die Ultraschallbehandlung kann zusätzlich das Gewebe auflockern, sodass sie häufig bei Sehnenerkrankungen zum Einsatz kommt. Auch die Infrarotstrahlung erzeugt Wärme, die jedoch nur Haut und Unterhaut erwärmt und nicht in tiefere Bereiche vordringen kann.

Neuraltherapie

Eine weitere Behandlungsmöglichkeit, um Schmerzen zu beseitigen und Verspannungen zu lösen, ist die Neuraltherapie. Ursprünglich wurde das Verfahren 1926 von den Brüdern Walter und Ferdinand Huneke entwickelt. Es basiert auf der Annahme, dass bestimmte Erkrankungen auf sogenannte Störfelder zurückgehen, die durchaus fern vom Ort des Geschehens liegen können. Durch die Injektion eines örtlichen Betäubungsmittels wie Procain oder Xylocain in diese Felder soll eine Blockade gelöst und so der natürliche Heilungsverlauf ermöglicht werden.

Injektionen sind eine Möglichkeit, gegen Blockaden anzukämpfen.

Bei Rückenschmerzen lässt sich dieses Prinzip ebenfalls anwenden. An der schmerzhaften Stelle wird das Betäubungsmittel entweder unter die Haut als sogenannte Quaddel gespritzt (man bezeichnet diese Methode daher auch als „Quaddeln") oder direkt in die Muskulatur. Die örtliche Betäubung schaltet dann die Schmerzen aus, sodass sich die verspannte Muskulatur wieder lockern kann. Der Teufelskreis „Schmerz – Schonhaltung – Verspannung – mehr Schmerz" wird so durchbrochen. Normalerweise erzielt diese Behandlung eine rasche Schmerzfreiheit. Sehr selten treten allergische Reaktionen auf.

Akupunktur und Akupressur

Beide Methoden stammen aus der traditionellen chinesischen Medizin. Nach der Akupunkturlehre gibt es am Körper eine Vielzahl von Punkten, an denen Akupunkturnadeln unterschiedlich tief eingestochen und für einige Zeit belassen werden. Insgesamt gibt es über 700 Punkte, die für bestimmte Körperteile bzw. Organe stehen. Durch die Einstiche sollen Störungen behoben und die Organe angeregt oder gedämpft werden.

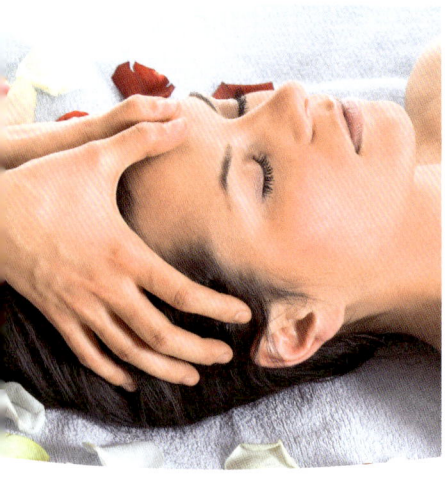

Hierzulande findet die Akupunktur insbesondere in der Schmerztherapie ihre Anwendung. Auf entsprechenden Vorstellungen und einem vergleichbaren Prinzip basiert die Akupressur. Auch hier werden bestimmte Punkte gereizt. Allerdings geschieht dies nicht mit Nadeln, sondern mit Fingerdruck. Wenn Sie wissen, wo die entsprechenden Punkte liegen, können Sie sich leicht selbst behandeln, indem Sie auf die Punkte drücken oder diese eine Zeit lang massieren. Darin liegt auch der Vorteil dieser Methode. Ein in der Akupunktur erfahrener Therapeut kann Sie dabei anleiten.

Chiropraktik

Dieses Behandlungsverfahren wird auch als manuelle oder Chirotherapie bezeichnet und leitet sich vom griechischen Wort für Hand ab. Der Volksmund bezeichnet die Methode als Einrenken. Der Chiropraktiker versucht mit gezielten Handgriffen, verschobene Wirbel, Einklemmungen oder Verrenkungen wieder zu richten. Tut er dies sorgfältig und sachgemäß, so ist das Ganze schmerzfrei, stellt wieder die volle Beweglichkeit her und beseitigt die Schmerzen. Die Methode gehört allerdings in die Hände von eigens dafür ausgebildeten Ärzten und Physiotherapeuten, da sie nicht ganz ungefährlich ist; bei erfahrenen Therapeuten kommen Komplikationen allerdings nur sehr selten vor. Vorangehen sollte der manuellen Therapie auf jeden Fall eine ausführliche Abklärung der Beschwerden durch einen Arzt, da sie bei bestimmten Erkrankungen zu bleibenden und schweren Schäden führen kann. Solche Erkrankungen müssen daher vor der Chirotherapie sicher ausgeschlossen werden.

Eine Therapie ohne vorhergehende Beratung kann gefährlich werden!

Entspannungsverfahren

Nicht selten beruhen Rückenschmerzen auf verhärteten Muskeln, die durch eine innere Anspannung und Verkrampfung zustande kommen. In unserer hektischen Zeit ist das eigentlich auch kein Wunder. Sehr hilfreich kann es hier sein, Entspannungsmethoden zur Hand zu haben, welche die Anspannungen wieder lösen können. Solche Übungen sind außerdem auch bei Stress, Nervosität, Ängsten und Schlafstörungen hilfreich. Es gibt verschiedene Möglichkeiten des Entspannungstrainings, wobei jeder seine eigene Methode finden muss. Die bekanntesten Entspannungsverfahren sind das autogene Training und die progressive Muskelrelaxation nach Jacobson, aber auch Yoga gehört dazu. Wichtig bei Entspannungsmethoden ist es, regelmäßig zu üben, denn es vergeht einige Zeit, bis man die Methode beherrscht und sie Erfolg bringt. Das autogene Training stellt eine Art Autosuggestion dar, bei der bestimmte Körperempfindungen eingeübt werden (etwa schwere Arme und Beine oder eine kühle Stirn). Mit der Zeit lassen sich diese Empfindungen tatsächlich erzeugen, wodurch es zu einer immer tieferen Entspannung kommt. Bei der progressiven Muskelrelaxation nach Jacobson werden einzelne Muskeln für einige Sekunden kräftig angespannt und anschließend gelockert, was ebenfalls zu einer körperlichen Entspannung führt.

Autogenes Training hilft, abzuschalten.

Psychotherapie

Nicht alle Rückenbeschwerden haben körperliche Ursachen, denn oft genug stecken seelische Probleme dahinter. Wichtig ist allerdings, zunächst alle ernsthaften körperlichen Erkrankungen, welche die Beschwerden auslösen könnten, auszuschließen. Ist dabei kein Schaden festzustellen, wird eine seelische Ursache wahrscheinlich. Auch diese Behandlung gehört in die Hand des Fachmanns, denn seelische Probleme aufzudecken kann sehr schwierig und v. a. sehr langwierig sein. Es erfordert darüber hinaus eine spezielle Ausbildung und auch viel Erfahrung. Die Behandlungsmöglichkeiten sind hierbei sehr vielfältig und müssen genau auf den jeweiligen Patienten abgestimmt werden.

Operationen

In bestimmten Notfallsituationen, beispielsweise wenn das Rückenmark gefährdet ist, ist eine sofortige Operation unumgänglich. Ansonsten stellt ein operativer Eingriff bei den meisten Erkrankungen des Bewegungsapparates den letzten Schritt der Behandlung dar. Zunächst wird Ihr Arzt also versuchen, mit den oben aufgeführten Methoden zu therapieren, und sich erst, wenn diese keinen Erfolg zeigen, für eine Operation entscheiden.

Normalerweise sind Operationen die letzte Möglichkeit.

LETZTE RETTUNG: OP

Operationen stellen bei Erkrankungen des Bewegungsapparates – von Notfällen einmal abgesehen – i. d. R. den letzten Schritt im Therapieplan dar und kommen erst zum Einsatz, wenn sich durch andere Methoden keine Besserung erzielen lässt.

Auch wenn durch die moderne Medizin die Eingriffe immer sicherer und erfolgreicher werden, so stellt doch jede Operation ein gewisses Risiko dar, und es gilt stets abzuwägen, ob der erwartete Nutzen dieses Risiko überwiegt. Für die verschiedenen Erkrankungen steht eine Vielzahl von Verfahren zur Verfügung, die im Einzelnen darzustellen den Rahmen dieses Ratgebers sprengen würde.

Gesunder Rücken im Alltag

Achten Sie besonders auf eine aufrechte, gerade Haltung – auch beim Sitzen. Gönnen Sie Ihrem Rücken Pausen und schlafen Sie genug, damit sich die Wirbelsäule ausreichend erholen kann.

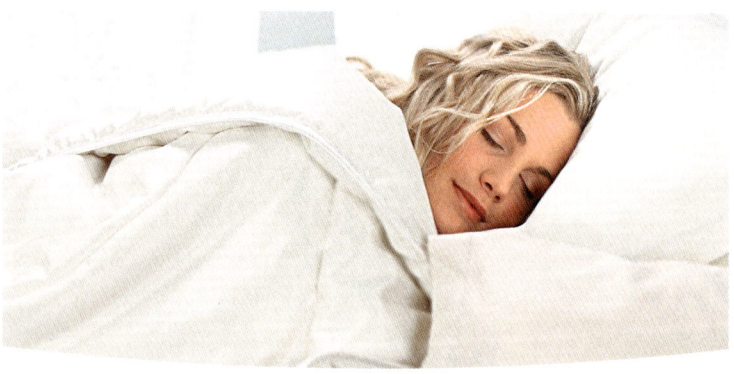

Der Rücken sollte durch den restlichen Körper unterstützt werden.

Übergewicht ist ein großes Problem für den Rücken. Die hohe Belastung kann er auf Dauer nicht unbeschadet überstehen. Achten Sie deswegen auf Ihr Gewicht. Viele Menschen muten ihrer Wirbelsäule zu viel zu. Sport und Bewegung sind wichtig, aber alles in Maßen. Übertreiben Sie nicht. Die häufigsten Verletzungsursachen sind falsches Heben und Tragen. Achten Sie auch im Alltag darauf, immer aus den Beinen heraus zu heben. Verteilen Sie beim Tragen das Gewicht gleichmäßig auf den Körper. Tragen Sie besser auf jeder Seite eine Tasche, als auf einer zwei. Der Rücken braucht die Unterstützung des gesamten Körpers. Und Muskeln wollen bewegt und trainiert sein. Wenden Sie also wenigstens ein wenig Zeit für leichte Übungen auf. Tragen Sie gutes Schuhwerk mit nicht zu hohen Absätzen. Die Wirbelsäule wird es Ihnen danken. Nehmen Sie leichte Rückenbeschwerden nie auf die leichte Schulter. Wer bei ersten Anzeichen von Problemen reagiert, vermeidet schwere Schäden. Lockerungsübungen zwischendurch tun der Wirbelsäule und den Muskeln gut. Sich ab und zu einmal auszuschütteln reicht schon. Wer viel mit Freunden unternimmt, pflegt seine Seele – und somit auch seinen Rücken.

TIPP

STRESS UND HEKTIK SCHADEN DEM RÜCKEN

Vermeiden Sie Stresssituationen. Entspannungsübungen helfen, falls dies doch unmöglich ist. Stress lässt sich oft im wahrsten Sinne des Wortes wegatmen: Dazu müssen Sie tief einatmen, bis zehn zählen, die Luft drei Sekunden lang anhalten und, während Sie langsam wieder bis zehn zählen, dann entspannt ausatmen.

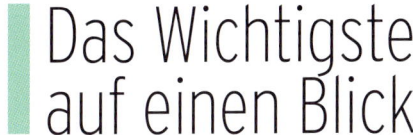

Das Wichtigste auf einen Blick

Welche sind die typischen Ursachen von Rückenschmerzen?

Die gängigsten und harmlosesten Rückenbeschwerden rühren von einer verkrampften Muskulatur her und sind durch Wärme, Massagen und Lockerungsübungen leicht wieder in den Griff zu bekommen. Schmerzen können aber ferner durch Abnutzung der Gelenke (Arthrose) entstehen, von einem Austreten der Bandscheibenflüssigkeit (Bandscheibenvorfall) stammen oder Folge von Verletzungen und Unfällen sein.

Können Haltungsschäden zu Rückenbeschwerden führen?

Die Wirbelsäule, die anhängenden Gliedmaßen, die durch Bänder, Sehnen und Gelenke verbunden sind, stellen ein komplexes System dar, das perfekt aufeinander abgestimmt ist. Wird dieses System durch eine Fehlhaltung (z. B. Hohlkreuz) dauerhaft durcheinandergebracht, führt das zu einer unausgewogenen Belastung der Wirbelsäule, die verfrühte Abnutzungserscheinungen oder Muskelverkürzungen nach sich ziehen kann. Eine Fehlhaltung bringt den Körper daher über kurz oder lang immer aus dem Gleichgewicht und kann Beschwerden zu Folge haben.

Kann es auch zu altersbedingten Verschleißerscheinungen an der Wirbelsäule kommen?

Der Arzt spricht bei Verschleiß von degenerativen Veränderungen. Es handelt sich hierbei um einen natürlichen Prozess und nicht um eine Krankheit. Beschwerden kann man dennoch vorbeugen, indem man schon in jungen Jahren seine Rücken- und Bauchmuskulatur durch Training kräftigt, damit diese den Rumpf stabil und aufrecht halten und auf diese Weise die Wirbelsäule entlasten.

Was ist ein Bandscheibenvorfall?

Von einem Bandscheibenvorfall spricht man, wenn die gallertartige Flüssigkeit der Bandscheibe infolge eines Risses aus der Bandscheibe austritt. Die ausgetretene Flüssigkeit drückt dann auf das Rückenmark und verursacht Nervenschmerzen. Je nachdem, wie viel Flüssigkeit aus der Bandscheibe ausgetreten ist, verringert sich auch die „Pufferzone" zwischen den Wirbeln und es kommt zu einer (schmerzlichen) Abnutzung der Wirbel.

Kann Osteoporose auch die Wirbelsäule betreffen?

Durch Osteoporose werden die Knochen poröser und lösen sich im fortgeschrittenen Stadium sogar auf. Da auch die Wirbel aus Knochenmaterial bestehen, macht Osteoporose vor der Wirbelsäule nicht halt.
Hier führt die Krankheit dazu, dass die Wirbel brüchig werden und ineinander sinken; es entsteht dann eine Art Buckel, der Bewegungseinschränkungen zur Folge haben kann.

Können Rückenprobleme auch seelische Ursachen haben?

Die Wirkung der Psyche auf die körperliche Gesundheit ist medizinisch schon lange Zeit unstrittig. Besonders Stress und Hektik wirken sich auch auf den Rücken aus. Grund: Durch Stress verkrampft sich der Mensch; Muskeln werden härter und schlechter durchblutet. Verspannungsschmerzen oder ein Druckgefühl in den betroffenen Muskeln sind keine Seltenheit.

Welche Möglichkeiten gibt es, um Rückenschmerzen zu behandeln?

Gängige Behandlungsformen sind die Einnahme von Medikamenten, Physiotherapie, Wärme- und Kältebehandlungen, Massagen, Elektrobehandlungen, Chiropraktik und im äußersten Fall auch Operationen.

68

Feldenkrais-Methode:
So kommen Sie in Bewegung

Moderner Bewegungsansatz

Die Feldenkrais-Methode ist ein körperliches Lernverfahren. Ihr Begründer, der Physiker und Judolehrer Moshé Feldenkrais (1904–1984), hat durch verhaltens- und neurophysiologische Forschungen herausgefunden, dass es ein Zusammenspiel zwischen menschlichen Bewegungsproblemen und psychischen Krankheiten gibt. Er verbreitete die Theorie, dass Erkrankungen verhindert werden können, wenn man sich ungünstige Körperhaltungen bewusst macht und gezielt „umlernt". Die Zielsetzung für einen gesunden Rücken ist also, nachteilige durch gesunde Bewegungsmuster zu ersetzen.

Fehlhaltungen lösen

Auch nach Rückenverletzungen oder gar Operationen wird die Feldenkrais-Methode eingesetzt. Verletzungs- oder OP-Patienten nehmen oft automatisch Schonhaltungen ein, um dem Schmerz auszuweichen. Für den Moment bringen solche Haltungen zwar Erleichterung; auf Dauer stellen sie aber eine Fehlbelastung dar, die Beschwerden nach sich ziehen kann. Der Feldenkrais-Ansatz versucht, genau diesen Teufelskreis zu durchbrechen.

Gruppen- und Einzelsitzungen

In der Gruppentherapie werden Bewegungsformen in kleine Einzelelemente aufgegliedert, die für die Teilnehmer leicht nachvollziehbar sein sollen. Eine einfache Gehbewegung kann z.B. in Muskelanspannung, Heben des Beines, Abrollen und Aufsetzen des Fußes usw. unterteilt werden. Für jeden Schritt werden Optimierungsmöglichkeiten aufgezeigt. In der Einzelstunde wird der Teilnehmer dagegen manuell geführt. Er liegt auf einer Liege, während der Practitioner langsame Übungen an ihm durchführt, die später mithilfe des Lehrers selbstständig durchgeführt werden. Die Bewegungen sind bei beiden Varianten auf die Lernfähigkeit des menschlichen Nervensystems ausgerichtet. Auf diese Weise soll es zu einer unbewussten Verfestigung der neu erlernten, angemesseneren Bewegungsmuster bei den Klienten kommen.

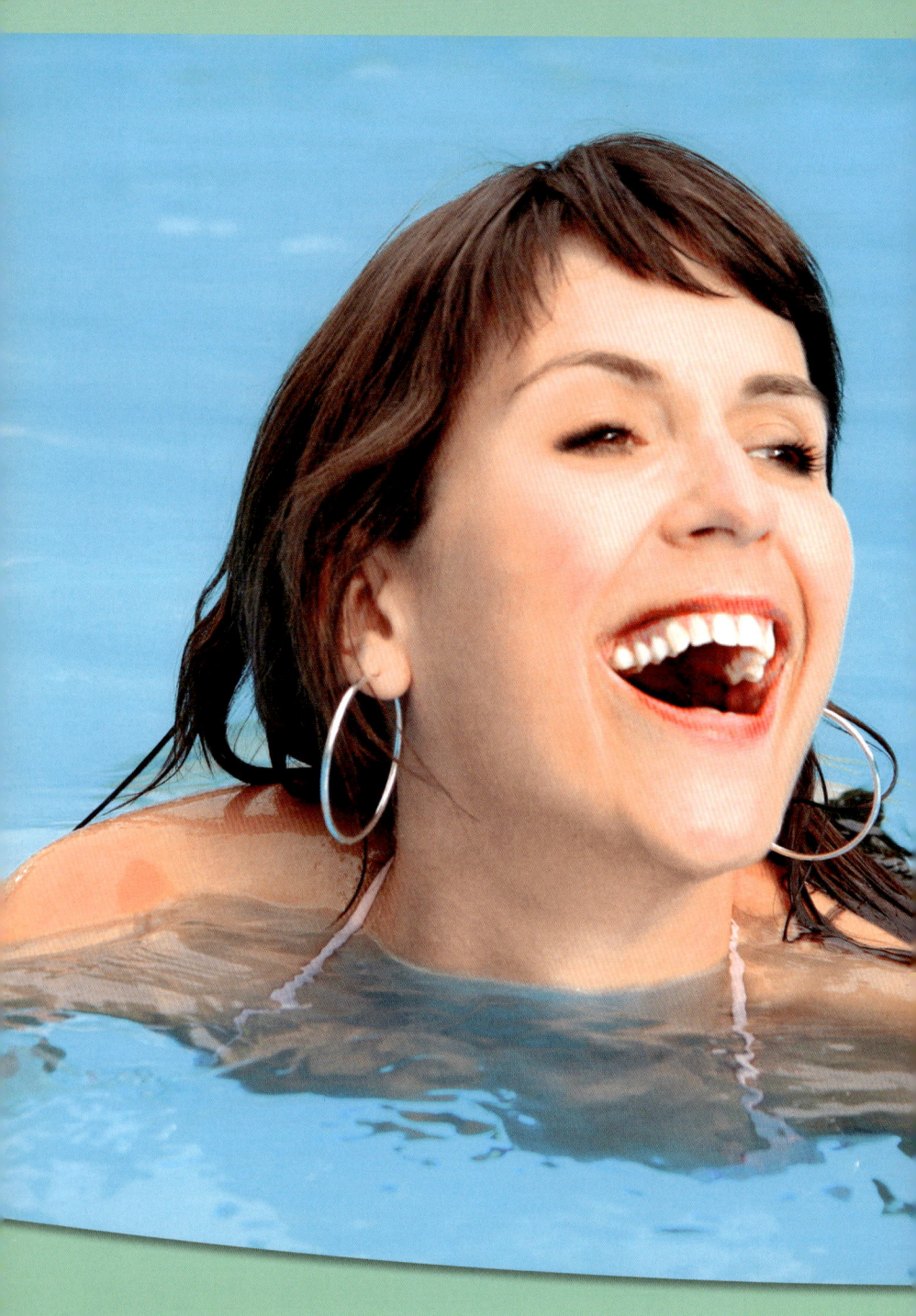

So bleibt Ihr Rücken fit

Im Alltag muten wir dem Rücken einiges zu. Fehlstellungen und Ungleichgewicht der Muskeln sind die Folge, denen durch einfache Übungen vorgebeugt oder entgegengewirkt werden kann.

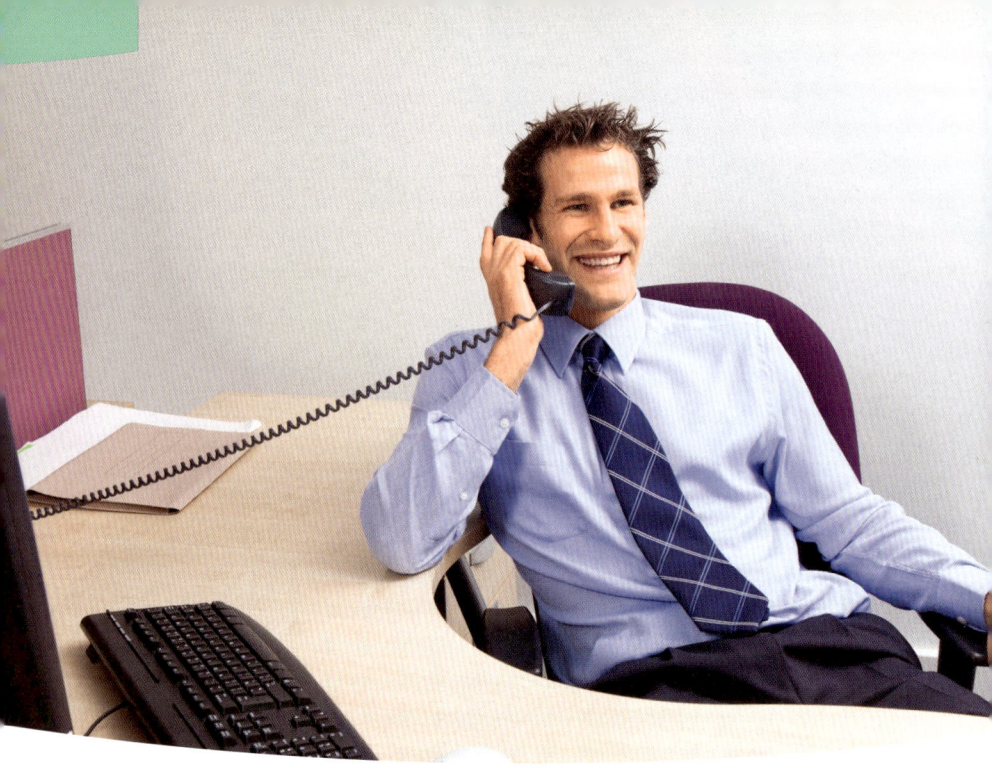

Rückenprobleme durch Fehlbelastungen

Ein typischer Arbeitstag von Herrn S. sieht wie folgt aus: Er fährt mit dem Auto morgens zur Arbeit und verbringt den Vormittag in seinem Bürostuhl sitzend vor dem Computer.

Mittags trifft er sich meist kurz mit Kollegen in der Kantine zum essen an den kleinen niedrigen Tischen, um anschließend wieder bis zum Arbeitsschluss gegen 18.00 Uhr hinter dem Bildschirm des Computers zu verschwinden. Mit dem Auto geht es dann die selbe Strecke wieder heimwärts an den Abendessenstisch mit Frau und Kindern und von dort auf direktem Wege aufs Sofa zum gemütlichen, entspannten Fernsehabend.
Viel Zeit für Bewegung ist da nicht. Und wer hat nach einem anstrengenden Arbeitstag schon Lust dazu, wenn er auch auf der Couch sitzen kann?

Die Folge: Ungleichgewicht der Muskeln

Kein Wunder, dass daraus schlaffe Muskeln und eine schlechte Haltung resultieren! Das führt zu Rückenproblemen. Fehlende Fitness und ein Ungleichgewicht der Muskulatur, eine sogenannte muskuläre Dysbalance, sind bei Erwachsenen eine der häufigsten Ursachen des Vertebralsyndroms, und das wiederum ist ganz oft der Grund von Rückenschmerzen. Jeden Tag ein wenig Bewegung würde da schon kleine Wunder wirken. Warum also nicht einmal das Auto stehen lassen und kurze Strecken zu Fuß gehen? Oder, anstatt den Abend vor dem Fernseher zu verbringen, eine kleine Radtour oder einen Spaziergang durch den Park unternehmen? Oder einmal mehr Treppen steigen, anstatt den bequemen Fahrstuhl zu nutzen? Wenn man dies eine Zeit lang durchhält, wird es einem der Rücken mit Sicherheit auch auf lange Sicht danken.

Auch ein Problem: falsche Belastungen

Damit allein ist es allerdings noch lange nicht getan. In unserem Alltag muten wir Rücken und Wirbelsäule so einiges zu. Die meisten Menschen sitzen, stehen, gehen oder liegen falsch. Und das häufig nur aus Bequemlichkeit oder Faulheit. Ungeeignete Sitzmöbel, Betten und Matratzen tun ihr Übriges dazu. Das führt dazu, dass die Wirbelsäule falsch belastet und dadurch mit der Zeit auch überlastet wird. Wirbel, Bänder und Gelenke werden überansprucht, was sich allmählich als Rückenschmerzen äußert und zudem zu vorzeitigem Verschleiß führen kann. In aller Regel ist Bequemlichkeit die Ursache für die Fehlhaltungen, denn mit einer schlaffen Haltung und rundem Rücken sitzt es sich für die meisten Menschen weniger anstrengend.

Falsche Bewegungen oder Haltungen überlasten auf Dauer die Wirbelsäule.

Mit der Zeit verlernen wir, wie das alles eigentlich richtig geht. In der Folge werden die Muskeln schlaff und verkürzen sich, sodass immer größere Anstrengungen nötig werden, um wieder die richtige Haltung einnehmen zu können. Ganz schlimm wird es, wenn die Lasten heben. Hier werden die meisten Fehler gemacht und das Rückgrat häufig völlig überlastet; denn durch falsches Bücken und Heben können gewaltige Kräfte auf Wirbelsäule und Zwischenwirbelscheiben einwirken. Nicht selten kann das dann auch die Ursache für einen Bandscheibenvorfall sein.

Trainieren Sie Ihren Rücken!

Wie sitzen, gehen, stehen oder liegen Sie nun aber richtig, und was müssen Sie tun, um Lasten wirbelsäulengerecht zu heben? In diesem Teil des Ratgebers werden Sie alles Nötige hierzu erfahren, v. a. auch, welche die häufigsten Fehler dabei sind. Entspannungs- und Lockerungsübungen für zwischendurch bringen Ihrem Rücken wieder Erleichterung. Viele Fehler – zumindest, was den Rücken betrifft – werden auch bei der Hausarbeit gemacht. Wie Sie diese vermeiden können, erfahren Sie ebenfalls. Durch regelmäßige Gymnastiübungen können Sie die Rückenmuskulatur dehnen und kräftigen; eine ausreichende Anzahl davon können Sie am Ende dieses Ratgeberteiles kennenlernen. Und natürlich erfahren Sie auch, welche Sportarten besonders gut für Ihren Rücken sind.

Sitzen – häufig eine starke Belastung

Viele Menschen verbringen heutzutage einen Großteil ihres Lebens im Sitzen. In der Freizeit ließe sich das ja noch ändern, doch der Beruf zwingt

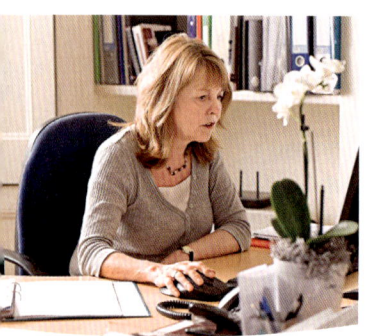

die meisten den Tag über hinter einen Schreibtisch. Nun ist die menschliche Wirbelsäule aber nicht für längeres Sitzen geeignet und wird in dieser Position wesentlich stärker beansprucht als im Stehen, was auch für die Bandscheiben gilt. Speziell in der Lendenwirbelsäule kann die Belastung dabei sehr groß werden. Dazu kommt, dass die meisten falsch sitzen, was dem Rückgrat noch einmal zusätzlich schadet. Achten Sie doch einmal genau auf Ihre eigene Sitzposition, wahrscheinlich machen auch Sie dabei vieles falsch!

Warum ist dauerhaft gerades Sitzen so anstrengend?
Kennen Sie das? Egal, wie viel Mühe Sie sich geben – der Versuch, gerade und aufrecht zu sitzen, hält meist nicht länger als eine Viertelstunde an. Danach ertappt man sich in seiner gewohnt gekrümmten Haltung. Keine Sorge: Das geht nicht nur Ihnen so. Eine gut ausgebildete Rumpfmuskulatur erleichtert zwar eine aufrechte Sitzhaltung, dauerhaft korrektes Sitzen ist aber auch für gut trainierte Menschen nahezu unmöglich. Der Impuls zur Aufrichtung des Rumpfes kommt von den Füßen.

Über Rezeptoren des Nervensystems, die an den Knochen und Gelenken des Fußes sitzen, wird der Befehl zu Rückenspannung und Beckenaufrichtung vermittelt. Im Sitzen aber fehlt den Füßen der Gegendruck des Bodens und das Becken befindet sich in einer instabilen Position. Die Wirbelsäule kann jetzt nur durch absichtliche Anspannungen aufrecht gehalten werden. Insbesondere statische Anstrengungen aber wirken auf Dauer erschöpfend, sodass das Becken irgendwann nach hinten kippt, der Rücken sich krümmt und der Brustkorb in sich zusammenfällt. In einem Arbeitsalltag von acht Stunden, in denen man zum Großteil sitzt, ist es also normal, wenn Sie es nicht schaffen, immer aufrecht zu sitzen. Nichtsdestoweniger sollten Sie es immer wieder probieren. Wechseln Sie zwischen zehn Minuten aufrechter Haltung und fünf Minuten entspannter Haltung. Die Muskulatur wird durch regelmäßige Pausen entlastet und ermüdet dadurch nicht so schnell, sodass Sie summa summarum länger aufrecht sitzen können, als wenn die Muskeln nach einer Stunde aufrechten Sitzens derart erschöpft sind, dass Sie den restlichen Arbeitstag mit gekrümmtem, schlaffem Rücken verbringen.

Ab und zu aufrecht zu sitzen kann hilfreich sein.

Die Fehler und die Folgen

Viele Menschen empfinden eine schlaffe Sitzhaltung als am bequemsten, da hier die Muskeln nur sehr wenig beansprucht werden. Wahrscheinlich sitzen auch Sie meist leicht in sich zusammengesunken und mit einem runden Rücken da. Das Becken kippt dabei nach hinten. Wegen des gerundeten Rückens müssen Sie zum Ausgleich den Kopf in den Nacken nehmen, um geradeaus sehen zu können. So wird Ihre Halswirbelsäule überstreckt und auf Dauer sehr belastet, ebenso wie Ihre Nacken- und Schultermuskulatur, die den Kopf in dieser Position stützen müssen. Hartnäckige Verspannungen im Schulter- und Nackenbereich und Kopfschmerzen sind die Folgen dieser Fehlhaltung, außerdem kann es zu Augenflimmern, Schwindel und Ohrensausen kommen.

Zudem belastet die falsche Sitzposition Bandscheiben, Wirbelgelenke und Bänder der Wirbelsäule. Auch Ihr Brustkorb wird eingeengt, sodass es schwerer für Sie wird, richtig durchzuatmen; zudem erfolgt ein Druck auf die Bauchorgane. Da eine solche Fehlbelastung i. d. R. ein Leben lang beibehalten wird und die Muskeln so nicht richtig beansprucht werden, verkürzen sie sich im Laufe der Zeit und können dann folglich ihre Stützfunktion nicht mehr richtig erfüllen.

Eine falsche Sitzposition engt den Brustkorb ein.

75

So sitzen Sie richtig

Richtiges Sitzen ist anstrengend und Sie müssen es üben und trainieren. Besonders, wenn sich einige Muskeln schon verkürzt haben, müssen Sie diese zunächst dehnen, damit sie wieder voll einsatzfähig werden. Wichtig beim Sitzen ist, dass Sie Ihre Wirbelsäule gerade halten, sodass diese ihre natürliche Form des doppelten S beibehalten kann. Setzen Sie sich gerade hin! Ihre Beine sollten leicht geöffnet sein und die Füße fest auf dem Boden stehen. Wenn Sie das Becken nach vorn kippen, richtet sich Ihre Wirbelsäule automatisch auf.

Am Anfang mag diese Bewegung etwas ungewohnt und bei verkürzten Muskeln auch anstrengend sein. Sie können das leicht mit Ihren Händen unterstützen: Legen Sie beide Hände jeweils auf eine Seite Ihrer Hüfte, sodass die Daumen an der Rückenseite sind. Wenn Sie jetzt mit den Daumen nach vorn und mit den Händen nach unten drücken, kippen Sie das Becken nach vorn. Die Beckenkippung können Sie auch etwas erleichtern und unterstützen, indem Sie ein keilförmiges Kissen auf Ihren Stuhl legen (höhere Seite zur Lehne).

CHECKLISTE

RICHTIGES SITZEN

- Wirbelsäule gerade halten
- Füße fest auf den Boden stellen, Beine dabei leicht öffnen
- Becken nach vorn kippen, so richtet sich die Wirbelsäule automatisch auf
- Übung jeden Tag bewusst, ohne Überanstrengung, durchführen
- Alte Gewohnheiten ablegen: schlaffe Haltung, runden Rücken, nach hinten gekipptes Becken vermeiden

Ohne Fleiß kein Preis

In dieser Position ist Ihre Wirbelsäule gestreckt, der Brustkorb ist aufgerichtet und ermöglicht ein tiefes Durchatmen. Der Kopf lastet jetzt auf der Halswirbelsäule und muss nicht mehr von Schulter- und Nackenmuskeln getragen werden, was Verspannungen vorbeugt. Wenn Sie diese Sitzhaltung für einige Zeit beibehalten, werden Sie rasch merken, dass dies immer anstrengender wird. Um die Rückenmuskulatur nicht zu überanstrengen, ist es wichtig, regelmäßig Pausen einzulegen, in denen Sie sich bewegen oder entspannen können.

Denken Sie aber jeden Tag daran, die richtige Sitzposition mehrmals bewusst einzunehmen und zu üben, um so Ihre Rückenmuskeln zu trainieren und der schlechten Haltung vorzubeugen. Denn allzu leicht verfallen Sie sonst wieder automatisch in die alten schlechten Gewohnheiten.

Auf und nieder

Auch Aufstehen und Hinsetzen wollen gelernt sein. Achten Sie hierbei ebenfalls darauf, dass Ihre Wirbelsäule gerade bleibt. Also nicht mit rundem Rücken aufstehen, sondern mit gestrecktem. Wenn Sie sich leicht nach vorn neigen und mit den Händen auf den Armlehnen oder Ihren Oberschenkeln abstützen, geht es am einfachsten. Vermeiden Sie auch, sich einfach auf einen Stuhl fallen zu lassen! Hier sollten Sie ebenfalls darauf achten, dass beim Hinsetzen die Wirbelsäule gerade bleibt. Falls Sie in Ihrem Beruf einen Großteil der Zeit am Schreibtisch verbringen, ist es genauso wichtig, die passenden Sitzmöbel zu haben. Sogenannte ergonomische Stühle unterstützen die natürliche Sitzhaltung. Das heißt aber nicht, dass dies dann ganz von allein geht, denn die

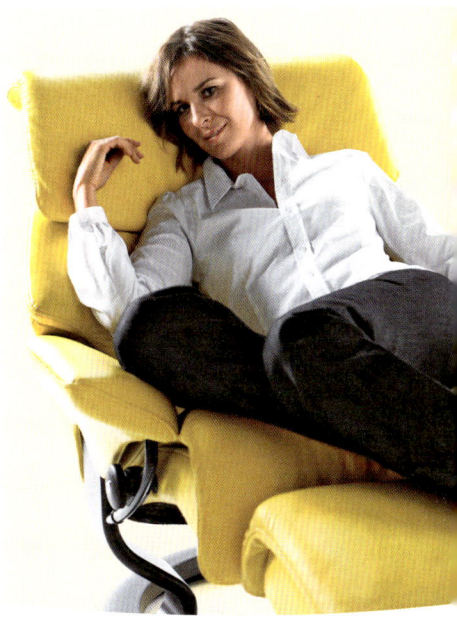

richtige Position müssen Sie auch bei diesen Möbeln aktiv einnehmen. Achten Sie ebenso auf eine geeignete Höhe von Sitzfläche und Schreibtisch: Sie sollten Ihre Füße bequem auf den Boden stellen und Ihre Arme ohne Probleme im rechten Winkel auf die Tischplatte legen können. Entspannungsübungen zwischendurch lockern die Muskeln wieder auf.

Vor dem Fernseher

Sie sollten aber nicht nur im Beruf, sondern auch in Ihrer Freizeit darauf achten, richtig zu sitzen. Auf dem Sofa vorm Fernseher kann das mitunter problematisch sein, denn die meisten Polstermöbel haben zu niedrige Sitzflächen und sind zu weich.

Achten Sie daher beim Neukauf auf Rückenfreundlichkeit und nicht zu weiche Polster. Mittlerweile sind auch ergonomisch geformte Fernsehsessel erhältlich. Bei zu niedrigen Sitzflächen leisten feste Kissen, die die Sitzhöhe anheben und gleichzeitig härter machen, gute Dienste. Auch keilförmige Unterlagen sind hier geeignet, um die richtige Sitzhaltung zu erleichtern. Stehen Sie ab und zu auf und bewegen Sie sich etwas oder machen Sie Entspannungsübungen, das entlastet den Rücken ebenfalls.

Ergonomische Möbel entlasten den Rücken.

Lisa M. ist Sachbearbeiterin in einem großen Unternehmen. Im Zuge einer Initiative des Betriebes zur Gesundheitsförderung aller Mitarbeiter wurden all diejenigen Angestellten, die den Großteil ihrer Arbeit im Sitzen verbringen, mit einem Bürostuhl ausgestattet, der speziell ergonomisch geformt ist und den Rücken im Sitzen optimal entlasten soll. Lisa M., die nach längerem Sitzen bisher immer über Beschwerden im Bereich der Lendenwirbelsäule geklagt hat, freut sich sehr über den Stuhl. Nach drei Monaten, die Lisa M. nun auf diesem hochwertigen Stuhl sitzt, haben sich Ihre Beschwerden allerdings noch nicht sonderlich gebessert. Woran könnte das liegen?

Mögliche Erklärung: Grundsätzlich ist es für eine gesunde Rückenhaltung unabdingbar, in einem guten Sitzmöbel zu sitzen. Kommt es jedoch zu einer statischen Dauerbelastung der Wirbelsäule, kann auch der beste Stuhl nicht mehr viel bewirken. Beim Sitzen lastet ein Druck auf der Wirbelsäule, der die Wirbel und Bandscheiben zwangsläufig zusammendrückt – dies kann auch ein hochwertiger Stuhl nicht verhindern. Bildlich kann man sich die Bandscheiden dabei wie einen Schwamm vorstellen: Wird er zusammengedrückt, verliert er Wasser; erst bei Entlastung kann er sich wieder auffüllen. Nur bei einem Wechsel zwischen Be- und Entlastung kann die Bandscheibe daher genügend Flüssigkeit aufnehmen und ihre puffernde Funktion erhalten.

Beim Sitzen werden Wirbel und Bandscheiben zusammengepresst.

Lisa M. sollte sich daher nicht auf ihren Stuhl allein verlassen, sondern ihre Wirbelsäule durch dynamische Belastung entlasten. Hierfür genügt es bereits, hin und wieder aufzustehen, zu gehen, die Sitzposition zu ändern oder sich zu strecken. Wichtig ist allein, dass man in Bewegung bleibt.

Beim Autofahren

Verbringen Sie viel Zeit im Auto? Auch dabei sollten Sie auf die richtige Sitzhaltung achten. Leider gilt hier ebenso wie bei den Polstermöbeln, dass die meisten Autositze nicht sehr rückenfreundlich sind. Doch gerade da wäre es wichtig, die Wirbelsäule gestreckt zu halten. Schließlich müssen Sie ja beim Fahren die ganze Zeit geradeaus schauen. Mit rundem Rücken und nach hinten gekipptem Becken muss die Halswirbelsäule dazu aber überstreckt werden, was Nackenverspannungen und Kopfschmerzen nach sich zieht. Ein Kissen oder eine kleine Rolle im Bereich der Lendenwirbelsäule hilft, die natürliche Rundung (Lordose) zu unterstützen. Manche Autohersteller haben darauf mit sogenannten Lordosestützen reagiert, die im Sitz integriert und individuell verstellbar sind. Die Sitzlehne, die nicht zu weich gepolstert sein sollte, stellen Sie am besten leicht schräg nach hinten ein, Ihre Beine sollten Sie nicht durchstrecken müssen, um die Pedale zu erreichen. Auf keinen Fall dürfen Sie die Kopfstütze zu niedrig einstellen. Die weit verbreitete Bezeichnung Nackenstütze ist eher verwirrend, denn das Polster darf unter keinen Umständen im Nackenbereich sitzen. Bei Unfällen drohen ansonsten schwere Verletzungen bis hin zum Genickbruch. Vielmehr muss die Kopfstütze (dieser Name trifft die Sache wesentlich besser) so eingestellt sein, dass sie den Hinterkopf abstützt.

Richtiges Liegen

Bei durchschnittlich acht Stunden Schlaf pro Tag verbringen die Menschen immerhin ein Drittel des Lebens im Bett. Und in dieser langen Zeit kann natürlich auch die Wirbelsäule Schaden nehmen, wenn wesentliche Dinge nicht beachtet werden. Viele Rückenprobleme sind zu einem nicht geringen Teil durch falsche bzw. schlechte Betten und Matratzen bedingt. Richtiges Liegen ist eine Wohltat für den Rücken, denn in dieser Position können sich die Muskeln am besten entspannen. Der Druck auf die Bandscheiben fällt weg, sodass diese wieder die Flüssigkeit aufnehmen können, die sie den Tag über durch Belastung verloren haben.

Wichtig: Die richtige Matratze
Auch in liegender Position ist es wichtig, dass die Wirbelsäule ihre natürliche Form des doppelten S beibehalten kann. Voraussetzung dafür ist v. a. die richtige Matratze. Sie darf weder zu hart noch zu weich sein, sollte aber dem Körpergewicht durchaus nachgeben können; die goldene Mitte ist also hier gefragt.

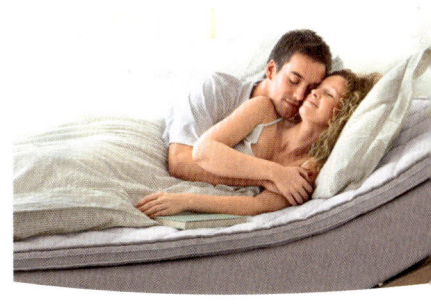

Ist die Matratze zu weich, hängt die Wirbelsäule durch und kann nicht mehr ihre natürliche Form behalten. Eine zu harte Unterlage ist unbequem und kann zudem auf Nerven oder Blutgefäße drücken, was zu unangenehmem Kribbeln oder eingeschlafenen Armen und Beinen führen kann. Eine gute Matratze passt sich der Körperform an und ermöglicht der Wirbelsäule, ihre s-förmige Gestalt beizubehalten; in Rückenlage bleiben also die

SO LIEGEN SIE GUT UND RICHTIG:

- Nicht an der falschen Stelle sparen.
- Achten Sie auf die richtige Matratze, sodass Ihre Wirbelsäule die natürliche Form beibehalten kann.
- Das Bett sollte ausreichend groß sein: idealerweise etwa 30 cm länger als man selbst und mindestens 1 m breit.
- Wenn Sie auf der Seite liegen, winkeln Sie die Beine leicht an und verwenden Sie kein zu hohes Kopfkissen.
- Die Bauchlage ist ungünstig, weshalb Sie sich diese Position am besten abgewöhnen sollten.
- In Rückenlage entlasten leicht angewinkelte Beine die Lendenwirbelsäule; außerdem hilft ein zusätzliches Kissen unter den Knien.

natürlichen Krümmungen erhalten, in der Seitenlage bleibt das Rückgrat gerade und hängt nicht durch. Matratzen sollen zudem auf einer geeigneten Unterlage liegen, wobei sich flexible Lattenroste aus Holz bewährt haben. Wichtig ist auch eine ausreichende Größe des Bettes, das etwa 30 cm länger als man selbst sein sollte. Die Breite sollte idealerweise etwa 1 m betragen, bei Doppelbetten knapp das Doppelte (180 cm dürften hier ausreichen).

Verschiedene Schlafpositionen

Nicht ohne Bedeutung ist die Liegeposition. Wenn Sie auf der Seite schlafen, sollten Sie dabei das obere oder beide Beine leicht anwinkeln. Zwischen Bett und Taille können Sie ein kleines Kissen legen, um zu verhindern, dass sich das Rückgrat durchbiegt. Unter Ihren Kopf sollte ein kleines, nicht zu weiches Kissen kommen, um Hals und Nacken zu stützen. Bei zu hohen Kopfkissen biegt sich die Halswirbelsäule nach oben, bei zu flachen nach unten durch. Wenn Sie das alles beachten, kann Ihre Wirbelsäule in der Seitenlage die natürliche Form beibehalten und hängt folglich auch nicht durch.

Für Rückenschläfer gilt das Gleiche für das Kopfkissen. Ein zusätzliches Kissen unter den Knien hilft dabei, die Beine leicht anzuwinkeln und entlastet so die Lendenwirbelsäule. Ungünstig ist dagegen die Bauchlage. Hier hängt zum einen das Rückgrat durch, zum anderen müssen Sie die Halswirbelsäule verdrehen, um den Kopf auf die Seite legen zu können. Sie sollten daher möglichst versuchen, sich diese Schlafposition abzugewöhnen, v. a., wenn Sie schon Rückenprobleme haben.

Die Bauchlage ist ungünstig für den Rücken.

Achtung beim Aufstehen!

Wenn Sie Ihren Rücken schonen wollen, sollten Sie aber ebenso darauf achten, wie Sie nach dem Liegen wieder aufstehen. Auch hier gilt: Halten Sie Ihre Wirbelsäule gerade! Also auf keinen Fall schlagartig mit rundem

80

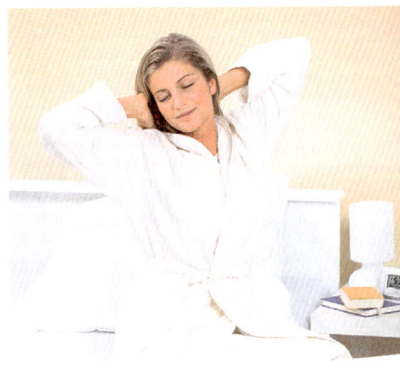

Rücken nach vorn beugen und dann aus dem Bett springen. Nehmen Sie sich ein wenig Zeit, strecken und rekeln Sie sich ausgiebig. So können Sie Muskeln und Bänder schon ein wenig vordehnen. Für die Wirbelsäule ist es am besten, wenn Sie aus der Seitenlage aufstehen. Liegen Sie auf dem Rücken, so rollen Sie sich zunächst auf die Seite, und zwar mit dem Gesicht dorthin, wo Sie das Bett verlassen wollen. Richten Sie anschließend Ihren Oberkörper auf, halten Sie dabei aber die Wirbelsäule gestreckt und gerade. Wenn Sie beide Arme zur Hilfe nehmen und sich abstützen, geht das am besten. Ihre Beine winkeln Sie gleichzeitig an, drehen sich ein wenig und setzen die Füße auf den Boden. Aus dieser Sitzposition stehen Sie nun mit geradem Rücken auf. Ähnliches gilt, wenn Sie auf dem Boden liegen: Zuerst drehen Sie sich auf die Seite. Da Sie hier aber keine Bettkante haben, auf die Sie sich setzen können, müssen Sie sich zunächst auf die Knie rollen und dann aus der Hocke aufstehen (dabei sollten Sie den Rücken gerade halten). Gift für die Wirbelsäule ist es, sich beim Aufstehen vom Boden mit rundem Rücken nach vorn zu beugen!

Richtig stehen: Haltung bewahren

Stehen belastet die Wirbelsäule deutlich weniger als Sitzen. Auch wenn die meisten mehr Zeit im Sitzen verbringen, ist es genauso wichtig, beim Stehen auf die richtige Haltung zu achten. An vorderster Stelle steht hier ebenfalls die Devise: Wirbelsäule gerade halten, denn es ist wichtig, dass diese ihre natürlichen Krümmungen beibehält.

Leider haben allzu viele Menschen eine nachlässige und schlaffe Haltung, sodass auch beim Stehen das Rückgrat über Gebühr strapaziert wird. Hängende Schultern und runder Rücken oder durchgedrückte Knie, nach vorn gekipptes Becken und ein starkes Hohlkreuz sind hier die häufigsten Fehler. V. a. die Bänder werden dadurch stark beansprucht.

■ CHECKLISTE

RICHTIGES AUFSTEHEN

- ■ Halten Sie Ihre Wirbelsäule dabei gerade.
- ■ Am schonendsten ist es, aus der Seitenlage aufzustehen.
- ■ Richten Sie zunächst den Oberkörper auf und winkeln Sie dabei die Beine gleichzeitig an.
- ■ Drehen Sie sich ein wenig und setzen Sie die Füße auf den Boden.
- ■ Stehen Sie nun mit geradem Rücken auf.

Hilfe bei Hohlkreuz

Das ewige Kreuz mit dem Kreuz

Das Becken nach vorn gekippt, der Po nach hinten gestreckt und die klassische hohle Beuge kurz über der Lendenwirbelsäule – dies sind die typischen Anzeichen für ein Hohlkreuz.

Ursachen hierfür gibt es verschiedene: Eine Hyperlordose (medizinische Bezeichnung des Hohlkreuzes) kann angeboren, Folge einer Beckenneigung oder einer dauerhaft falschen Haltung sein.

Test: Haben Sie ein Hohlkreuz?

Ob auch bei Ihnen eine Hyperlordose vorliegt und wie ausgeprägt diese ggf. ist, testen Sie am besten, indem Sie sich mit dem Rücken an eine Wand stellen und versuchen, Fersen, Beine, Po, Rücken und Schultern an die Wand zu drücken. Fühlen Sie, ob noch immer Spielraum im Bereich des Hohlkreuzes ist. Sollten Sie sogar eine Hand zwischen Wand und Rücken schieben können, hat sich die Fehlhaltung bereits verfestigt.

Spürbare Folgen

Ein Hohlkreuz bewirkt eine Art Stauchung der Wirbel, die sich in der Wölbung des Hohlkreuzes befinden. Diese werden dauerhaft falsch belastet und verschleißen daher schneller. Schmerzen und Abnutzungserscheinungen sind daher selbst in jungen Jahren keine Seltenheit. Arthrose und Bandscheibenvorfalle zählen zu den häufigsten Folgen.

Starker Rücken – starker Auftritt

Unabhängig von der Ursache haben jedoch alle Hohlkreuze eines gemeinsam: Die Bauchmuskulatur ist zu schwach, um das Becken in eine möglichst aufrechte Position zu bringen. Die gute Nachricht ist: Schwache Muskeln kann man stärken – und Haltungsschäden damit ausgleichen. Menschen, die an einem Hohlkreuz leiden, sollten dabei besonders die unteren Bauch- und Gesäßmuskeln trainieren, um eine Aufrichtung des Beckens zu erreichen. Spezielle, z.T. illustrierte, Übungen finden Sie in diesem Buch. Nehmen Sie sich Zeit, um regelmäßig zu trainieren – Ihr Rücken wird es Ihnen danken.

Ab und zu ein wenig Entspannung

Genauso wie das richtige Sitzen ist auch korrektes Stehen sehr anstrengend und ermüdet mit der Zeit die Muskulatur. Wenn Sie es richtig machen wollen, dann stellen Sie sich gerade hin. Das Gewicht ist gleichmäßig auf beide Füße verteilt, die ein wenig auseinander stehen, die Muskeln des Rumpfes sind straff. Angespannte Bauch- und Gesäßmuskeln helfen, das Becken aufzurichten und in dieser Position zu halten.

Da diese korrekte Stehposition mit der Zeit sehr anstrengend wird, sollten Sie sich in regelmäßigen Abständen etwas anlehnen, beispielsweise an eine Wand, und ab und zu die Beine bewegen bzw. die Beinbelastung gelegentlich wechseln. Haben Sie die Möglichkeit, einen Fuß ein wenig aufzustellen und so abzustützen, etwa auf einem Schemel, so nutzen Sie auch das.

Auf die Schuhe kommt es an

Sehr wichtig sind auch die richtigen Schuhe. Am gesündesten wäre es natürlich, barfuß oder in Strümpfen zu gehen, doch außer zu Hause ist dies meist nicht möglich. Umso wichtiger ist es daher, auf eine geeignete Fußbekleidung zu achten. Hohe Absätze zwingen den Rücken in eine unnatürliche Position und erfordern zum Ausgleich ein Hohlkreuz. Achten Sie daher besonders darauf, dass die Absätze flach sind. Der Schuh sollte stabil sein und dem Fuß Halt geben, den Zehen dabei aber genug Bewegungsfreiheit lassen.

Müssen Sie tagsüber feste Schuhe tragen, dann tun Sie Ihren Füßen – und natürlich auch Ihrem Rücken – abends zu Hause etwas Gutes und gehen barfuß oder in Strümpfen.

CHECKLISTE

SO STEHEN SIE RICHTIG

- Halten Sie die Wirbelsäule gerade!
- Verteilen Sie Ihr Gewicht gleichmäßig auf beide ein wenig auseinanderstehende Füße.
- Spannen Sie die Bauch- und Gesäßmuskeln an, dies hilft Ihnen, das Becken aufzurichten.
- Haben Sie die Möglichkeit, einen Fuß ab und zu auf einem Schemel oder etwas Ähnlichem abzustützen, so nutzen Sie das ab und zu zur Entspannung.
- Achten Sie auf geeignete Schuhe. Hohe Absätze sind nicht nur unbequem, sondern auch für die Wirbelsäule ungünstig und fördern Hohlkreuze.
- Halten Sie den Kopf entspannt aufrecht!
- Das Brustbein sollte nach vorn oben angehoben sein.
- Haltungswechsel und kleine Bewegungspausen tun Ihrem Rücken gut.

INFO

DIE HÄUFIGSTEN FEHLER BEIM STEHEN

- schlaffe Haltung
- runder Rücken
- hängende Schultern
- durchgedrückte Knie
- nach vorn gekipptes Becken
- starkes Hohlkreuz

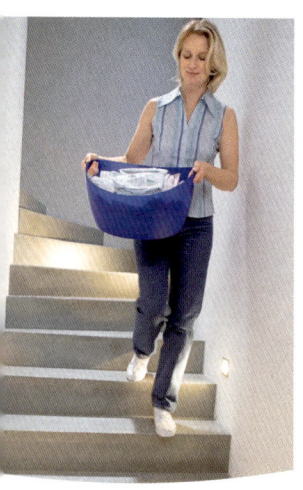

Bücken, Heben und Tragen

Besonders schädlich für Rücken und Wirbelsäule sind falsches Heben und Tragen, denn hierbei können gewaltige Kräfte auf Wirbel und Bandscheiben einwirken. Den meisten Menschen fällt gar nicht auf, was sie den ganzen Tag hindurch ihrem Rücken zumuten, denn das Heben mit rundem Rücken ist für viele selbstverständlich und läuft mehr oder weniger automatisch ab. Oder haben Sie sich vielleicht schon einmal Gedanken darüber gemacht, wie Sie heben und tragen, und womöglich noch bewusst versucht, es richtig zu machen?

Die meisten werden diese Frage wohl mit Nein beantworten müssen. Tagtäglich schleppen Sie volle Einkaufstaschen, Getränkekisten und andere schwere Dinge, ohne dabei auf Ihren Rücken zu achten. Bei falscher Hebetechnik werden jedoch die Bandscheiben derart belastet, dass es dabei sogar zu einem akuten Bandscheibenvorfall kommen kann, doch auch auf Dauer wird ein Schaden nicht ausbleiben.

So geht es richtig

Auch beim Bücken, Heben und Tragen lautet das Hauptgebot: Halten Sie Ihre Wirbelsäule bzw. Ihren Rücken gerade! Wenn Sie etwas Schweres heben müssen, so stellen Sie sich zunächst am besten etwas breitbeinig hin und möglichst dicht an den Gegenstand. Auf keinen Fall dürfen Sie sich anschließend mit rundem Rücken hinunterbeugen! Halten Sie sich gerade und gehen Sie in die Knie. Die Kraft für das Heben bringen Sie nun ausschließlich mit Ihren Beinen auf. Spannen Sie die Bauchmuskeln an, das stabilisiert zusätzlich (geht aber meist auch ganz automatisch). Richten Sie sich anschließend wieder auf, halten Sie dabei den schweren Gegenstand so nahe wie möglich am Körper. Auch wenn Sie ihn nun tragen, müssen Sie ihn so nahe wie möglich am Körper halten. Dadurch erzielen Sie eine optimale Verteilung der Kräfte, und die Auswirkungen auf Ihre Wirbelsäule sind am günstigsten.

 INFO

GEWALTIGE KRÄFTE

Beim Bücken, Heben und Tragen passieren viele Fehler. Da hierbei gewaltige Kräfte auf Wirbel und Bandscheiben wirken können, sind in einem solchen Fall die Folgen besonders drastisch!

Andererseits ist das Tragen so auch einfacher und weniger anstrengend. Wenn Sie sich beim Tragen umdrehen müssen, so bewegen Sie stets den ganzen Körper. Keinesfalls dürfen Sie die Wirbelsäule verdrehen, da ansonsten ein extrem starker Druck auf den Bandscheiben lastet.

Wenn Sie den Gegenstand wieder abstellen wollen, gehen Sie genau umgekehrt vor: Halten Sie ihn weiterhin so nahe wie möglich am Körper, gehen Sie breitbeinig und mit geradem Rücken in die Hocke und stellen Sie ihn ab. Auch beim anschließenden Aufrichten sollten Sie auf ihre Haltung achten! Tragen Sie mehrere Dinge auf einmal, so ist es am günstigsten, die Gewichte gleichmäßig zu verteilen, also links und rechts gleichschwere Dinge zu tragen.

Auch beim Bücken aufpassen!
Dieses Prinzip gilt auch, wenn Sie sich einfach nur bücken, ohne zu heben, etwa, um Ihre Schnürsenkel zu binden. Wahrscheinlich machen Sie auch das gewohnheitsmäßig mit rundem Rücken. Richtig und für die Wirbelsäule schonender ist es, hier ebenfalls in die Hocke zu gehen, und dann erst die Schuhe zu schnüren. Dabei müssen Sie wieder auf einen geraden Rücken achten. Dies ist der sogenannte vertikale Bücktyp, der v. a. für Menschen mit langem Oberkörper und kürzeren Beinen geeignet ist. Bei Menschen, deren Oberkörper kürzer ist und deren Beine länger sind, kann das vielleicht etwas schwierig sein. Für sie kann der sogenannte horizontale Bücktyp besser sein. Hierbei müssen Sie die Wirbelsäule so gerade wie möglich halten, die Hauptbewegung erfolgt dann aus der Hüfte und den Knien, sodass Sie Ihren geraden Oberkörper nach vorn beugen. Anfangs wird es Ihnen wahrscheinlich etwas schwerfallen, die alten Gewohnheiten abzulegen. Wenn Sie die richtige Technik jedoch bewusst anwenden und sich antrainieren, werden Sie es irgendwann einmal ganz von selbst stets richtig machen.

Die richtige Bücktechnik kann man trainieren.

RICHTIGES HEBEN UND ABSTELLEN

- Wichtigstes Gebot: Die Wirbelsäule gerade halten!
- Achten Sie beim Heben auf einen festen Stand, am besten etwas breitbeinig.
- Stellen Sie sich möglichst nahe an den Gegenstand.
- Bringen Sie die Kraft aus den Beinen auf und keinesfalls aus dem Rücken!
- Halten Sie den Gegenstand, den Sie tragen, so nahe wie möglich am Körper.
- Bewegen Sie stets den ganzen Körper, wenn Sie sich umdrehen müssen. Drehen Sie sich auf keinen Fall aus der Wirbelsäule heraus!
- Verteilen Sie die Gewichte gleichmäßig, wenn Sie mehrere Gegenstände gleichzeitig tragen.

Gerader Rücken bei der Hausarbeit!

Auch bei der täglichen Hausarbeit lauern für die Wirbelsäule viele Gefahren. Doch mit den Dingen, die Sie nun zu Stehen, Bücken, Heben und Tragen erfahren haben, werden Sie dem geschickt aus dem Weg gehen können. Wenn Sie sich zum Grundprinzip machen, immer auf einen geraden Rücken zu achten, so ist das schon die halbe Miete; doch zusätzlich können Sie sich manches etwas einfacher und bequemer machen.

INFO

HOCKEN STATT BÜCKEN

Beim Bücken gilt: Keinen runden Rücken machen, sondern in die Hocke gehen! Achten Sie auch hier unbedingt auf eine gerade Wirbelsäule.

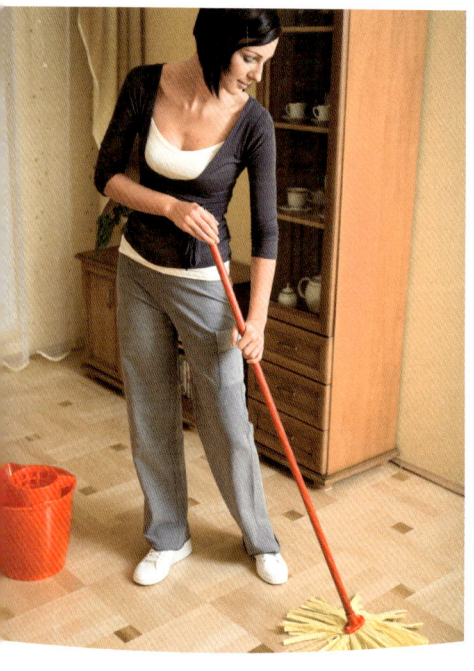

Niemals aus der Wirbelsäule drehen!

Beim Bügeln etwa kann das lange richtige Stehen mit der Zeit recht anstrengend werden. Achten Sie darauf, dass die Höhe des Bügelbretts richtig eingestellt ist, sodass Sie keinen krummen Rücken machen müssen. Stellen Sie ein kleines Schemelchen bereit, auf dem Sie einen Fuß abstellen können, so bekommt Ihr Rücken etwas Entspannung. Beim Staubsaugen, Wischen oder Kehren sollten Sie ebenfalls auf eine gerade Wirbelsäule achten. Wählen Sie die Geräte so, dass die Griffe hierfür lang genug sind. Ist dies nicht der Fall, dann stellen Sie ein Bein vor und gehen dabei leicht in die Knie. Achten Sie bitte darauf, dass Sie Drehbewegungen mit dem ganzen Körper ausführen und niemals aus der Hüfte drehen. Wenn Sie Betten machen, ist es für Ihre Wirbelsäule am schonendsten und für Sie am einfachsten durchzuführen, wenn Sie sich dabei auf das Bett knien. Bei Arbeiten in Bodennähe, also beispielsweise dem Aus- und Einräumen der Geschirrspülmaschine, der Waschmaschine oder dem Aufwischen des Bodens, sollten Sie ein Bein vorstellen und sich auf das andere knien. So können Sie den Rücken am einfachsten gerade halten.

Müssen Sie etwas über Kopf machen, wie Gardinen aufhängen, ist eine Trittleiter hilfreich und verhindert, dass Sie die Halswirbelsäule überstrecken. Aufpassen sollten Sie auch, wenn Sie kleine Kinder heben, denn oft genug passiert es, dass man sich gerade dabei „verhebt". Also achten Sie hier ebenfalls auf die richtige Haltung, und drehen Sie sich nicht in der Wirbelsäule. Denken Sie bei der Hausarbeit stets daran, zwischendurch eine kleine Pause einzulegen, um Ihren Rücken zu entlasten. Ein paar Entspannungsübungen können manchmal kleine Wunder wirken.

Achtung beim Heben von kleinen Kindern!

Wirbelsäulenfreundliche Sportarten

Genügend Bewegung ist ein ausgezeichnetes Mittel, um späteren körperlichen Beschwerden vorzubeugen. Muskeln, Bänder und Knochen werden beansprucht und dadurch gekräftigt, und das wiederum stärkt auch den Rücken und ermöglicht eine bessere Haltung. Dazu kommt, dass regelmäßiger Sport Herz und Kreislauf in Schwung bringt und dadurch die Ausdauer erhöht. Gerade bei Rückenproblemen ist die richtige Sportart wichtig, denn manche sind für die Wirbelsäule gut, andere dagegen schaden ihr eher oder belasten sie.

Gehen und Laufen

Gehen und Laufen trainieren die Ausdauer, sind aber auch für den Rücken gut. Es findet ein rhythmischer Wechsel von Be- und Entlastung der Muskeln, Knochen und Bänder statt, zudem werden die Muskeln abwechselnd gebeugt und gestreckt. Das kräftigt zum einen, ist zum anderen aber auch für die Bandscheiben gut. Nicht geeignet ist schnelles Laufen (Joggen) für stark übergewichtige Menschen, da bei ihnen dadurch die Gelenke zu sehr belastet werden. Walking, also schnelles Gehen, ist die schonendere Variante. Achten Sie auch beim Laufen und Gehen auf einen geraden Rücken! Wichtig bei diesem Sport sind der Untergrund und das Schuhwerk. Gut ist Waldboden, schlecht dagegen Asphalt, denn bei jedem Schritt muss die Wirbelsäule die Stöße des Auftretens abpuffern.

 INFO

SPEZIELLE BEWEGUNG

Ausreichende Bewegung trainiert den Bewegungsapparat und hält Herz und Kreislauf in Schwung. Regelmäßiger Sport ist daher ein gutes Mittel, um Beschwerden vorzubeugen. Gerade bei Rückenproblemen sollten Sie jedoch besonders auf die richtige Sportart achten. Geeignet sind Laufen, Schwimmen, Radfahren und Skilanglauf.

Schwimmen

Auch Schwimmen ist für geplagte Wirbelsäulen ein hervorragender Ausgleich. Das Wasser trägt einen Großteil des Körpergewichts, sodass dieses nicht mehr auf Knochen, Bändern und Gelenken lastet. Schwimmen ist daher auch für übergewichtige Menschen sehr gut geeignet. Am besten für die Wirbelsäule ist Rückenschwimmen, da sie hier ihre natürliche Form am besten beibehalten kann. Beim Brustschwimmen sollten Sie darauf achten, den Kopf nicht krampfhaft die ganze Zeit aus dem Wasser herauszuhalten, da Sie so Ihre Halswirbelsäule ständig überstrecken. Atmen Sie in das Wasser hinein aus, und drehen Sie anschließend den Kopf zum Einatmen heraus. Kraulen ist ebenfalls geeignet, verzichten sollten Sie bei Rückenproblemen dagegen auf den Schmetterling- bzw. Delfin-Stil.

Beim Rückenschwimmen behält die Wirbelsäule ihre natürliche Form.

Radfahren

Radfahren belastet die Wirbelsäule ebenfalls nicht sehr stark. Da das Gleiche für die Gelenke gilt, eignet sich auch diese Sportart für Übergewichtige. Achten Sie darauf, dass Rahmen, Lenker und Sattel auf Sie abgestimmt und richtig eingestellt sind, damit beim Fahren der Rücken gerade bleibt. Der Sattel sollte außerdem ausreichend gefedert sein, um so Stöße abfangen zu können. Schlecht sind Rennradlenker, die leicht zum Fahren mit rundem Rücken verleiten. Für den Blick geradeaus muss zudem die Halswirbelsäule überstreckt werden, was Nacken- und Schultermuskulatur zusätzlich belastet und leicht zu Verspannungen in diesem Bereich führt. Mit der richtigen Technik und gestrecktem Rückgrat ist allerdings nichts zu befürchten.

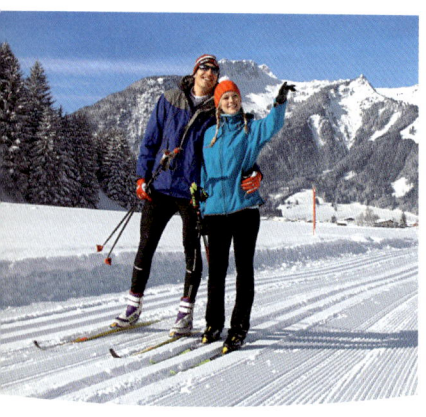

Skilanglauf

Im Winter, wenn Sie mit dem Rad nicht unterwegs sein können oder wollen, ist der Skilanglauf eine ausgezeichnete Möglichkeit, wirbelsäulenfreundlich und -schonend, Herz und Kreislauf trainierend Sport zu treiben. Überhaupt ist Langlauf eine der besten Sportarten für die Wirbelsäule. Die Bewegungsabläufe sind ähnlich wie beim Joggen, Gehen oder Walken; es findet also ein rhythmischer Wechsel zwischen Be- und Entlastung, Beugen und Strecken der Muskeln statt.

Durch das Gleiten der Skier im Schnee kommt es nicht zu Stößen, was wiederum der Wirbelsäule zugute kommt. Nicht gut geeignet bei Rückenproblemen ist der Abfahrtslauf, da dieser eine sehr gute Technik und entsprechendes Training erfordert, um Rücken und Wirbelsäule nicht allzu sehr zu belasten. Häufig werden beim Abfahrtslauf jedoch der Rücken rund gehalten und Drehbewegungen bei den Schwüngen aus der Wirbelsäule gemacht. Auch Unebenheiten in der Piste beanspruchen durch Stöße das Rückgrat zusätzlich. Um es daher nicht gar zu sehr zu belasten, ist ausreichend Skigymnastik vor dem Winterspaß unerlässlich.

Balanceübungen

Klassische Sportarten stärken insbesondere die Bein-, Gesäß-, Bauch- oder Rückenmuskeln. Neben diesen großen Muskelsträngen gibt es aber auch noch winzig kleine Muskelfasern, die sogenannte Mikromuskulatur. Diese Kraftfasern liegen tiefer als die großen, unter der Hautoberfläche sichtbaren Muskeln. Ihr Zusammenspiel erstreckt sich über den gesamten Bewegungsapparat und ist ebenfalls wesentlich an der Aufrichtung des Körpers – und damit an der Entlastung des Rückens – beteiligt. Wie gut es um Ihre Mikromuskeln steht, testen Sie am besten, indem Sie sich auf ein zusammengerolltes Handtuch stellen, ein Bein vom Boden abheben, die Augen schließen und nun für eine Minute so verharren. Wer ins Wackeln gerät, sollte an seiner Balance (also an seiner Mirkomuskulatur) arbeiten. Übungen wie Kniebeugen oder der Ein-Bein-Stand auf einer wackeligen Unterlage (wie einem zusammengerollten Handtuch oder einer dicken Schaumstoffmatte) schulen Ihre Gleichgewichtsmuskeln optimal. Auch gut: Wer einen Sitzball zu Hause hat, kann damit die Balance trainieren. Setzen Sie sich hierfür beispielsweise auf den Ball, heben Sie die Füße vom Boden ab und versuchen Sie, das Gleichgewicht zu halten. Fortgeschrittene können auch versuchen, freihändig auf dem Ball zu knien.

Die Mikromuskulatur besteht aus winzigen Muskelfasern.

Nicht so gut für das Rückgrat

Weniger gut für die Wirbelsäule sind alle Sportarten, die das Risiko einer Überlastung von Gelenken und Bändern in sich bergen oder von einem schnellen Wechsel zwischen verschiedenen Bewegungen leben. Alle Kraftsportarten wie Bodybuilding oder Gewichtheben können die Wirbelsäule stark belasten. Gleiches gilt für Trampolinspringen. Hier muss die Wirbelsäule die Stöße beim Aufprall abfedern.

Auch Mannschaftsspiele wie Hand-, Fuß- oder Volleyball, die schnelle Sprints und Stopps sowie abrupte Bewegungen erfordern, sind nicht gerade wirbelsäulenfreundlich. Tennis, Squash und Hockey fallen ebenfalls in diese Kategorie, da häufige Drehbewegungen stattfinden, die oft aus der Wirbelsäule heraus gemacht werden. Wenn Sie sich nicht sicher sind, welche Sportarten für Sie geeignet oder ungeeignet sind, lassen Sie sich am besten von Ihrem Hausarzt oder einem Orthopäden beraten.

 TEST

IST IHR RÜCKEN GUT TRAINIERT?

- Ist Ihr Rücken gut trainiert?
- Schaffen Sie es nicht länger als 10 Minuten, aufrecht und unangelehnt zu sitzen, ohne dass Ihre Rückenmuskeln ermüden?
- Haben Sie nach langem Stehen oder Sitzen oft Nackenverspannungen?
- Betreiben Sie wenig Kraftsport bzw. spezielle Rückengymnastik?
- Leiden Sie unter Fehlhaltungen (z. B. Buckel oder Hohlkreuz)?
- Haben Sie Übergewicht?

Lösung:
Sollten Sie drei oder mehr Fragen mit Ja beantwortet haben, ist Ihr Rücken leider nicht sonderlich fit. Regelmäßige Rückenübungen (möglichst täglich) wären eine Wohltat für Ihren Rücken. Anleitungen für Übungen finden Sie in diesem Buch. Alternativ können Sie auch Rückenkurse besuchen, die in Fitnesscentern angeboten werden. Hier stärken Sie Ihre Muskeln nach Anweisung eines Trainers und gewinnen außerdem noch mehr Motivation – denn in einer Gruppe zu trainieren, fällt meistens leichter und macht mehr Spaß.

Gymnastikübungen

Mit der Rückengymnastik können Sie mehrere Ziele verfolgen. Zum einen lassen sich Fehlhaltungen korrigieren. Genauso gut können Sie die Übungen aber auch bei bestehenden Rückenschmerzen einsetzen, um diesen entgegenzuwirken. Darüber hinaus eignet sich die Gymnastik zur Vorbeugung. Wichtig ist, dass Sie dabei einige Dinge beachten.
Führen Sie die Übungen niemals länger durch, als es Ihnen guttut. Generell gilt: Länger andauernde Rückenprobleme sollten unbedingt von einem Fachmann abgeklärt und entsprechend behandelt werden!

Das beste Ergebnis werden Sie erzielen, wenn Sie die Übungen fest in Ihren Tagesablauf einbauen und diese regelmäßig durchführen. Nehmen Sie sich dazu Zeit! Schaffen Sie sich eine angenehme Atmosphäre und ziehen Sie passende, bequeme Kleidung an. Alle Dinge, die Sie für die Übungen benötigen, beispielsweise eine Decke, einen Hocker oder einen Stuhl, stellen Sie am besten schon vorher bereit. Die Gymnastikübungen in diesem Ratgeber beginnen mit Übungen, welche die allgemeine Beweglichkeit verbessern bzw. wiederherstellen. Darauf folgen Dehnübungen, um Muskelverspannungen vorzubeugen, und Kräftigungsübungen, um die Muskulatur zu trainieren. Die abschließenden Entspannungsübungen lassen das Trainingsprogramm sanft ausklingen und die Muskeln dann auch wieder zur Ruhe kommen.

Sorgen Sie für Wohlfühl-Atmosphäre und bequeme Kleidung.

Beginnen Sie immer zuerst mit einem Aufwärmtraining, um Herz und Kreislauf in Schwung zu bringen. Einige Runden strammes Marschieren reichen da meist aus. Anschließend gehen Sie am besten nach der Aufteilung dieses Ratgebers vor und beginnen mit Mobilisierungs- oder Beweglichkeitsübungen, um beweglicher zu werden. Anschließend führen Sie Dehn- und darauf Kräftigungsübungen durch. Suchen Sie sich die aus, welche Ihnen zusagen. Gut ist es, wenn Sie Ihre Muskeln abschließend nochmals dehnen und dann zu den Entspannungsübungen übergehen.

Anleitung zur richtigen Durchführung der Übungen

Sie benötigen viel Platz für Ihre Übungen. Zwei Meter in jede Richtung sollten Sie sich schon ungestört bewegen können. Bei Übungen im Liegen haben sich Unterlagen bewährt, Gymnastikmatten, aber z. B. auch Handtücher oder Decken. Ihre Gelenke werden es Ihnen danken. Übertreiben Sie es nicht. Übungen doppelt so oft zu machen, nützt dem Rücken nicht automatisch doppelt so viel. Im Gegenteil, Überlastung schadet der Wirbelsäule erheblich.

Sehen Sie die Übungen nicht als notwendiges Übel, sondern empfinden Sie Freude an der Bewegung. Alle Übungen sind außerdem so ausgerichtet, dass sie nicht zu schweißtreibend und anstrengend sind.

 TIPP

RUTSCHGEFAHR

Trainieren Sie nie auf rutschigem oder zu glattem Untergrund. Das Verletzungsrisiko ist sonst zu hoch. Führen Sie alle Übungen ruhig und konzentriert aus. So erzielen Sie letztendlich die größte Wirkung.

Den optimalen Erfolg erzielen Sie, wenn Sie die Übungen regelmäßig durchführen. Sie sollten ein fester Bestandteil Ihres Lebens werden. Am Anfang jedoch nicht mehr als ein-, zweimal die Woche trainieren. Achten Sie auf angemessene Kleidung. Es muss kein teures Sportleroutfit sein. Die Bewegungsfähigkeit darf nicht eingeschränkt werden und frieren oder schwitzen müssen Sie nicht.

Kleine Entspannungspausen sind erlaubt. Zwischen den einzelnen Übungen sollten Sie kurze, etwa halbminütige Entspannungsphasen einlegen. Achten Sie immer auf Ihre Atmung. Sie sollte gleichmäßig und ruhig sein. Auf keinen Fall sollten Sie beim Üben den Atem anhalten. Ideal ist es, wenn Sie durch die Nase ein- und durch den Mund ausatmen. Mit Musik macht es übrigens mehr Spaß und die Übungen fallen Ihnen bestimmt leichter. Nach den Übungen sollten Sie ausreichend trinken, um den Flüssigkeitsverlust auszugleichen.

Beweglichkeits-übungen

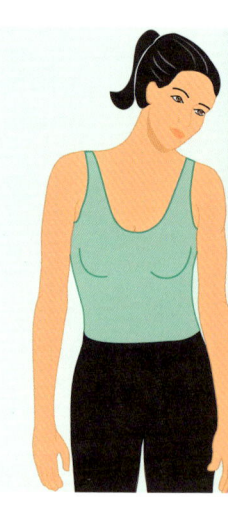

Übung 1 - Nacken

Führen Sie die Bewegungen bitte stets sanft durch. Vermeiden Sie ruckartige Bewegungen, um Gelenke, Bänder und Bandscheiben zu schonen. Achten Sie darauf, dass Sie während der Übung keine Schmerzen bekommen! Brechen Sie ansonsten ab.

■ TIPP

ERWÄRMUNG

Einige empfinden diese Übung als angenehmer, wenn sie die Nackenmuskeln vorher erwärmt haben. Dafür legen Sie sich am besten ein warmes Kirschkernkissen oder eine Wärmflasche für fünf Minuten in den Nacken.

Um Ihre Halswirbelsäule zu mobilisieren, beugen Sie Ihren Kopf vorsichtig nach vorn und nehmen Sie ihn dann wieder in die Ausgangsstellung. Drehen Sie ihn anschließend langsam nach links, dann langsam nach rechts. Gehen Sie erneut in die Grundstellung, neigen Sie den Kopf dann zur linken, anschließend zur rechten Seite. Wiederholen Sie die Übung einige Male.

Übung 2 – Gesamte Wirbelsäule

Setzen Sie sich auf einen Hocker, einen Stuhl oder eine Bank. Stellen Sie Ihre Beine fest auf den Boden und etwa hüftbreit auseinander. Beugen Sie Ihren Oberkörper langsam und vorsichtig nach vorn.

Rollen Sie dabei Wirbelkörper für Wirbelkörper ab, bis zu den Beinen hinunter. Richten Sie sich anschließend wieder langsam auf. Nehmen Sie Ihre Arme nach oben und strecken Sie Ihre Handflächen langsam in Richtung Decke. Wiederholen Sie diese Übung fünf- bis zehnmal.

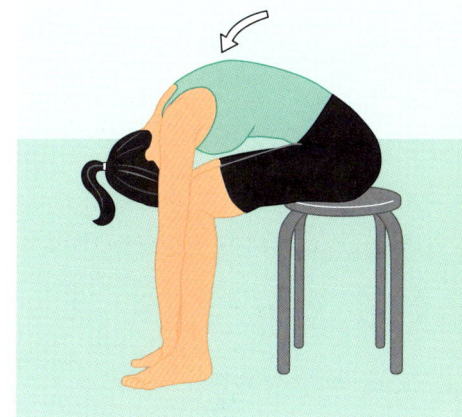

Übung 3 – Gesamte Wirbelsäule

Gehen Sie auf alle Viere (in den Vierfüßlerstand) und stützen Sie sich dann mit den Händen am Boden ab, wobei die Handflächen nach unten und die Finger nach vorn zeigen sollten.

■ TIPP

ERTASTEN

Zur Kontrolle, ob Sie auch wirklich jeden einzelnen Wirbel krümmen, können Sie mit den Händen die einzelnen Wirbel ertasten und sich auf diese Weise besser auf deren Krümmung konzentrieren.

Nehmen Sie Ihre Beine gut hüftbreit auseinander, sodass die Knie sich senkrecht unter den Hüftgelenken befinden, und halten Sie die Wirbelsäule gerade. Jetzt beginnt die eigentliche Übung. Runden Sie Ihren Rücken langsam, senken Sie den Kopf dabei leicht nach unten. Bleiben Sie einige Sekunden in dieser Position. Strecken Sie anschließend Ihre Wirbelsäule, machen Sie dabei ein leichtes Hohlkreuz. Den Kopf nehmen Sie dabei leicht nach oben, ohne die Halswirbelsäule zu überstrecken. Halten Sie auch diese Position ein paar Sekunden. Wiederholen Sie die Übung fünf- bis zehnmal.

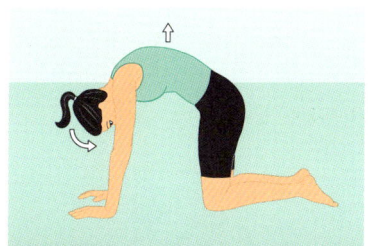
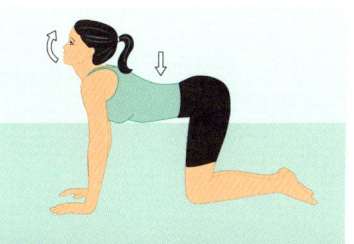

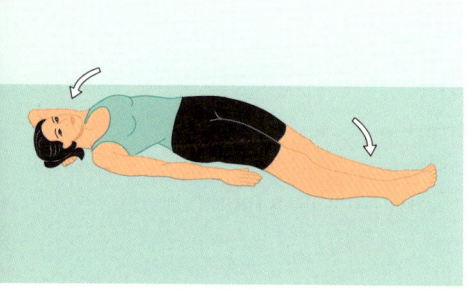

■ TIPP

ENTSPANNT

Durch diese Übung entspannt sich der sogenannte Rückenstrecker, gemeint sind damit die Muskelstränge, die parallel zur Wirbelsäule verlaufen.

Übung 4 – Gesamte Wirbelsäule

Legen Sie sich für diese Übung auf den Rücken, sodass der Körper gerade gestreckt ist. Die Arme liegen neben dem Körper. Nehmen Sie nun den rechten Arm unter den Kopf.

Beugen Sie in der linken Flanke sowohl Beine als auch Kopf und Oberkörper nach links. Halten Sie die Stellung für einige Sekunden und gehen Sie dann wieder in die Ausgangsposition zurück. Machen Sie anschließend die gleiche Bewegung zur Gegenseite. Nehmen Sie dabei den linken Arm unter den Kopf und legen Sie den rechten parallel zum Körper. Wiederholen Sie die Übung je fünfmal auf beiden Seiten.

Übung 5 – Brustwirbelsäule

Setzen Sie sich auf einem Stuhl oder Hocker gerade hin. Ihre Beine stehen fest auf dem Boden und sind etwa hüftbreit geöffnet. Nehmen Sie Ihre Arme über Kreuz, sodass die rechte Handfläche auf der linken Schulter und die linke Handfläche auf der rechten Schulter liegt. Strecken Sie dann Ihren Kopf langsam in Richtung Decke.

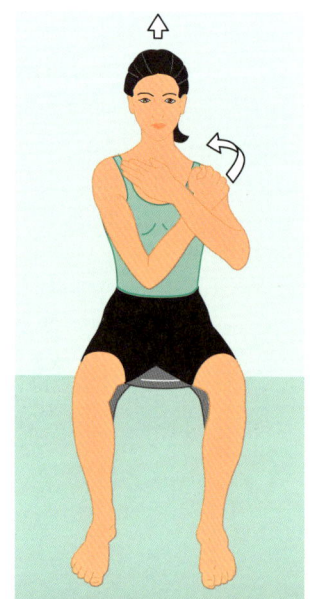

Die Übung kann umgekehrt wiederholt werden.

Drücken Sie nun mit Ihrer linken Hand für einige Sekunden gegen Ihre rechte Schulter, halten Sie dabei die Spannung. Lassen Sie anschließend wieder locker, machen Sie dann das Gleiche mit Ihrer rechten Hand und der linken Schulter. Wiederholen Sie die Übung anschließend fünf- bis zehnmal.

Übung 6 – Lendenwirbelsäule

Nehmen Sie zunächst die gleiche Position ein wie in Übung 3, also wieder den Vierfüßlerstand. Gehen Sie mit dem Gesäß nach unten, sodass die Pobacken Ihre Fersen berühren oder aber (wenn Sie nicht so beweglich sind) sich zumindest den Fersen nähern. Strecken Sie die Arme nach vorn ähnlich einer Gebetshaltung.

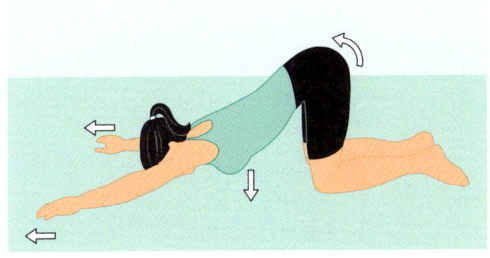

Der Rücken ist dabei leicht gerundet. Gehen sie nun aus dieser Position mit dem Po nach oben, sodass sich die Hüftgelenke wieder senkrecht über den Knien befinden. Nähern Sie Ihr Brustbein dem Boden, schieben Sie dabei Ihre Arme (Handflächen zum Boden, Finger nach vorn) vorwärts. Halten Sie diese Stellung einige Sekunden und gehen Sie dann wieder in die Ausgangsposition zurück. Auch diese Übung wiederholen Sie fünf- bis zehnmal.

Übung 7 – Lendenwirbelsäule

Legen Sie sich der Länge nach auf den Bauch. Das Gesicht zeigt nach unten. Stützen Sie Ihre Arme unter der Schulter auf, wobei die Handflächen nach unten zeigen. Die Ellenbogen weisen nach hinten oben.

Stützen Sie sich nun auf, indem Sie Ihre Arme durchstrecken. Heben Sie den Kopf nach oben. Achten Sie beim Aufstützen darauf, dass das Becken auf der Unterlage bleibt und diese berührt. Dies ist sehr wichtig für die

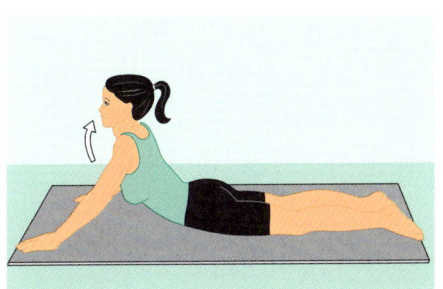

Übung. In der Lendenwirbelsäule entsteht so ein leichtes Hohlkreuz. Halten Sie diese Stellung für einige Sekunden, gehen Sie dann wieder in die Ausgangsposition zurück. Wiederholen Sie das Ganze drei- bis fünfmal.

Das Hohlkreuz muss gehalten werden.

95

Übung 8 – Becken

Diese Übung können Sie auf drei verschiedene Arten machen, nämlich im Liegen, im Stehen und im Sitzen. Sie dient der Mobilisierung des Beckens. Suchen Sie sich die Übungsmöglichkeit aus, die Ihnen am meisten liegt und für Sie am bequemsten ist.

VARIANTE 1
Für die erste Variante legen Sie sich zunächst gerade auf den Boden, die Arme parallel zum Körper. Stellen Sie Ihre Beine auf, sodass die Knie in etwa einen 90-Grad-Winkel bilden. Umfassen Sie nun mit beiden Händen Ihr Becken, wobei die Handflächen auf dem Bauch liegen und die Daumen zum Rücken zeigen.

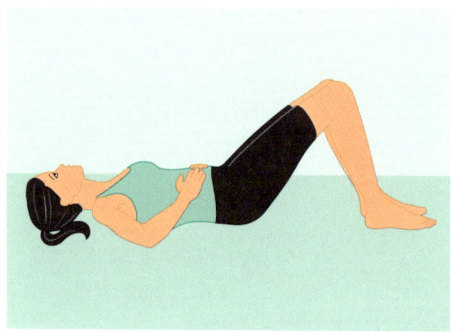

Atmen Sie jetzt langsam tief aus und ein; kippen Sie dabei beim Einatmen Ihr Becken nach vorn (Daumen drücken nach vorn; das Hohlkreuz in der Lendenwirbelsäule verstärkt sich) und beim Ausatmen nach hinten (Hände drücken nach hinten und unten; das Hohlkreuz nimmt wieder ab). Wiederholen Sie die Übung dann zehn- bis 15-mal.

VARIANTE 2
Für die zweite Variante stellen Sie sich aufrecht und gerade hin, die Beine nehmen Sie etwa hüftbreit auseinander.

Legen Sie auch hier wieder die Hände auf Ihre Hüften, genauso wie bei der Übung im Liegen. Atmen Sie langsam ein und aus, kippen Sie ebenfalls beim Einatmen das Becken nach vorn und beim Ausatmen nach hinten. Auch diese Möglichkeit zehn- bis 15-mal wiederholen.

VARIANTE 3
Wollen Sie die Übung lieber im Sitzen machen? Setzen Sie sich dazu auf einen Stuhl oder Hocker (richtiges Sitzen!), und zwar möglichst weit vorn. Stuhl oder Hocker sollten ausreichend hoch sein, sodass die Oberschenkel

leicht schräg nach unten zeigen. Stellen Sie Ihre Beine etwa hüftbreit auseinander und die Füße fest auf den Boden. Die Kniegelenke sollten sich dabei senkrecht über den Sprunggelenken befinden. Umfassen Sie Ihre Hüften wie oben beschrieben und kippen Sie auch bei dieser Variante Ihr Becken beim Einatmen nach vorn und beim Ausatmen nach hinten. Wiederholen Sie das Ganze anschließend zehn- bis 15-mal.

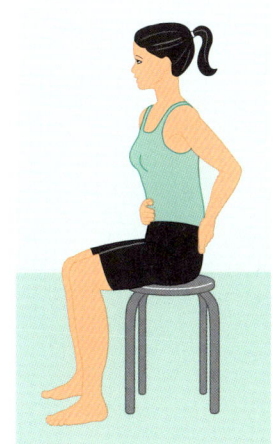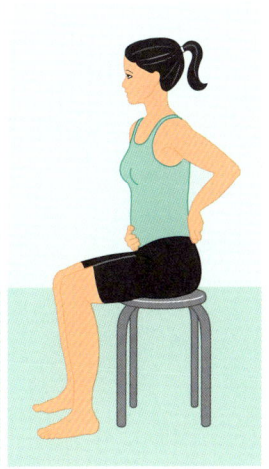

Dehnübungen

Übung 1 - Nacken

Diese Übung führen Sie am besten im Sitzen durch. Setzen Sie sich gerade (und v. a. richtig!) auf einen Stuhl. Die Füße stehen fest auf dem Boden, die Beine nehmen Sie hüftbreit auseinander. Verschränken Sie Ihre Hände hinter dem Kopf im Nacken.

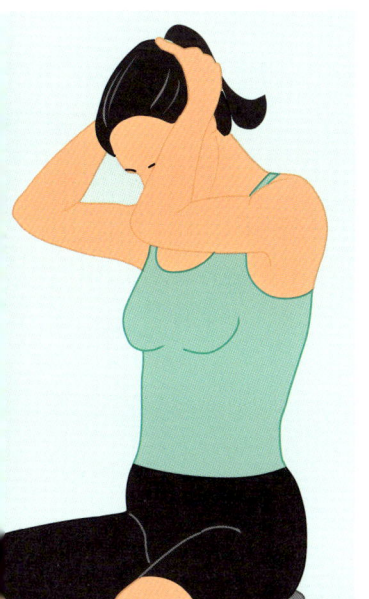

Ziehen Sie nun für die Dehnung der Halsmuskulatur Ihren Kopf mit leichtem Druck nach vorn herunter und halten Sie diese Stellung für einige Sekunden. Versuchen Sie, dabei mit dem Hinterkopf leicht gegen die Hände zu drücken, um eine gewisse Spannung aufzubauen. Sie werden dabei die Dehnung der Nackenmuskulatur spüren. Nehmen Sie den Kopf anschließend zurück in die Ausgangsposition. Wiederholen Sie die Übung dreimal.

Das Dücken des Kopfes gegen die Hände erzeugt Spannung.

97

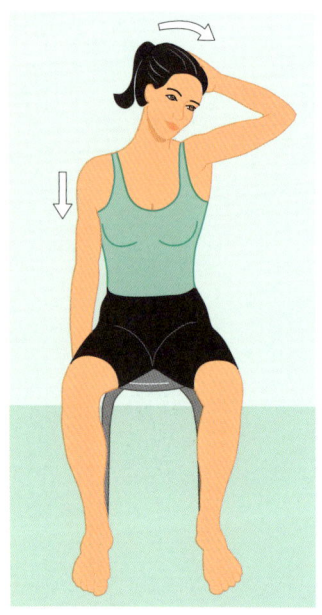

Übung 2 - Seitlicher Rumpf

Auch für diese Übung setzen Sie sich gerade und mit gestreckter Wirbelsäule auf einen Stuhl. Ihre Beine nehmen Sie hüftbreit auseinander, die Füße stehen fest auf dem Boden. Nehmen Sie Ihren linken Arm über den Kopf und fassen Sie mit der Hand an die rechte Schläfe, sodass die Finger an dieser Stelle liegen. Der rechte Arm ist dabei gestreckt, die Finger zeigen zum Boden.

Ziehen Sie nun mit Ihrer linken Hand den Kopf leicht zur linken Seite. Drücken Sie mit dem Kopf etwas in die Gegenrichtung, um eine gewisse Spannung aufzubauen. Halten Sie diese einige Sekunden, ehe Sie wieder lockerlassen. Anschließend dehnen Sie in gleicher Weise die Gegenseite. Führen Sie diese Übung insgesamt dreimal hintereinander durch.

Übung 3 - Schulter und seitlicher Rumpf

Um Ihre Schulter- und seitliche Rumpfmuskulatur zu dehnen, verwenden Sie diese Übung. Auch die Brust- und die Lendenwirbelsäule werden dabei mobilisiert. Stellen Sie sich mit gestreckter Wirbelsäule fest auf den Boden. Die Beine nehmen Sie wieder hüftbreit auseinander.

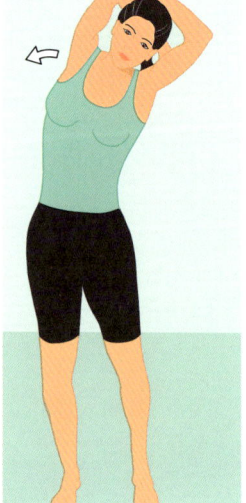

Sie sollten ein Ziehen spüren.

Nehmen Sie nun den rechten Arm hinter Ihren Kopf, legen Sie die rechte Hand auf das linke Schulterblatt. Fassen Sie mit Ihrer linken Hand an den rechten Ellenbogen. Ziehen Sie nun den Ellenbogen leicht nach links unten, folgen Sie dieser Bewegung mit Ihrem Rumpf, sodass die Rumpfmuskulatur der rechten Seite gedehnt wird. Sie sollten dabei ein leichtes Ziehen in der rechten Seite verspüren.

98

Halten Sie die Spannung für einige Sekunden, lassen Sie dann wieder locker. Nehmen Sie anschließend den linken Arm hinter den Kopf, legen Sie die linke Hand auf die rechte Schulter; fassen Sie mit der rechten Hand den linken Ellenbogen und ziehen Sie leicht nach rechts unten, sodass die linke Rumpfseite gedehnt wird. Führen Sie diese Übung insgesamt drei- bis fünfmal durch.

Übung 4 - Brustmuskulatur

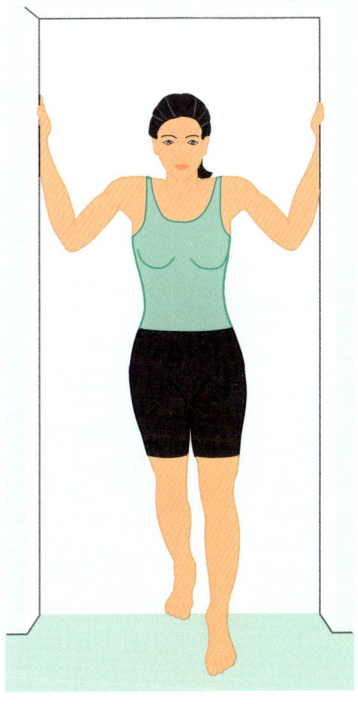

Diese Übung dient der Dehnung Ihrer Brustmuskulatur. Stellen Sie sich dazu in einen Türrahmen oder in einen schmalen Gang. Der Rücken ist gerade und gestreckt, die Beine sollten hüftbreit auseinander und fest auf dem Boden stehen.

Nehmen Sie nun Ihre Arme über den Kopf hoch und legen Sie Ihre Handflächen etwa in Kopfhöhe auf den Türrahmen oder die Wand. Drücken Sie nun mit beiden Handflächen leicht dagegen. Halten Sie die Spannung für einige Sekunden; die Übung wird fünfmal wiederholt. Haben Sie das Problem, dass der Abstand zwischen den Wänden zu gering oder zu groß ist, können Sie Ihre Brustmuskeln auch auf die folgende Art dehnen: Stellen Sie sich wieder gerade und mit gestrecktem Rücken hin, die Beine hüftbreit auseinander. Für diese Übung brauchen Sie ein Handtuch, eine Zeitung oder einen Stab. Handtuch oder Zeitung müssen Sie vorher zusammenrollen. Nehmen Sie nun Ihre Arme hinter den Rücken, und fassen Sie dann Handtuch, Zeitung oder Stab fest mit beiden Händen. Heben Sie jetzt die Arme langsam nach oben, bis Sie eine leichte Spannung im Brustmuskel spüren. Halten Sie diese für einige Sekunden; nehmen Sie die Arme anschließend wieder nach unten. Wiederholen Sie die Übung fünfmal.

■ TIPP

GENUG PLATZ

Wichtig ist, dass der Rahmen oder der Abstand der Wände für die Übung groß genug ist. Sie müssen dazwischen stehen können, und auch Ihre Hände und Arme müssen noch ausreichend Platz im Rahmen haben. Daher sind größere Haus- und Kellertüren besser geeignet als Zimmertüren.

Übung 5 – Rücken- und Gesäßmuskulatur

Mit dieser Übung können Sie Ihre Rücken- und Gesäßmuskeln dehnen. Legen Sie sich dazu auf den Boden, und zwar auf den Rücken. Winkeln Sie Ihre Beine an und nehmen Sie Ihre Knie in Richtung Brust. Umfassen Sie mit beiden Händen Ihre Beine unterhalb des Kniegelenks.

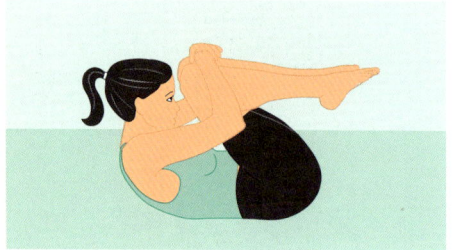

Ziehen Sie nun Ihre Knie mit beiden Händen zur Brust, beugen Sie gleichzeitig Ihren Kopf in Richtung Knie. Halten Sie die Spannung für einige Sekunden. Lassen Sie anschließend wieder locker, nehmen Sie den Kopf auf den Boden zurück. Wiederholen Sie diese Übung insgesamt drei- bis fünfmal.

Übung 6 – Lendenwirbelsäule

Auch die tiefen Rückenmuskeln und die Lendenwirbelsäule wollen gedehnt werden. Legen Sie sich hierzu wieder zunächst der Länge nach auf Ihren Rücken. Drehen Sie sich anschließend auf die linke Seite. Winkeln Sie Ihre Beine an, sodass die Knie in etwa einen 90-Grad-Winkel bilden und die Hüfte leicht gebeugt ist. Strecken Sie nun Ihre Arme zu beiden Seiten aus.

Drehen Sie Ihren Oberkörper zur rechten Seite, also von den Beinen weg. Beide Schultern und Arme berühren dabei den Boden. Halten Sie auch hier die Spannung für einige Sekunden, bevor Sie wieder locker lassen. Legen Sie sich anschließend wieder gerade hin und dehnen Sie die andere Seite in gleicher Weise, indem Sie sich auf die rechte Seite drehen. Sie

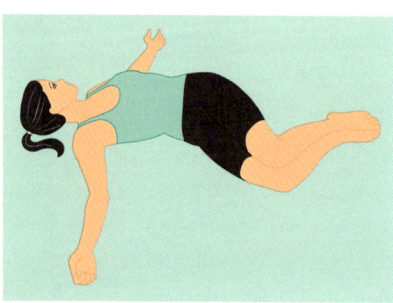

können auch die Dehnung der Lendenwirbelsäule verstärken: Winkeln Sie dazu nur das obere Bein an und strecken Sie das untere aus. Wenn Sie jetzt mit der Hand leicht auf das angewinkelte Knie drücken, wird die Lendenwirbelsäule stärker gedehnt.

Übung 7 – Oberschenkelmuskulatur

Nun ist die Muskulatur des Oberschenkels dran. Am einfachsten ist diese Übung im Liegen durchzuführen. Um die Vorderseite, also die Streckmuskeln, zu dehnen, rollen Sie sich zunächst auf die rechte Seite. Halten Sie Ihr rechtes Bein gestreckt. Nehmen Sie nun den linken Fuß in die linke Hand und führen Sie ihn zum Gesäß. Dabei strecken Sie das Bein in der Hüfte, sodass der linke Oberschenkel auf dem rechten liegt.

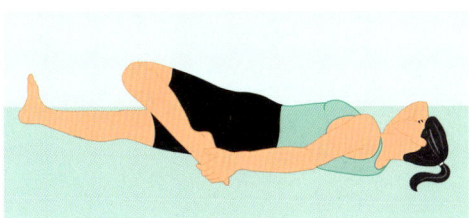

Sie werden ein Ziehen an der Vorderseite des linken Oberschenkels verspüren. Halten Sie die Spannung für einige Sekunden, bevor Sie wieder locker lassen. Sie können ein wenig Spannung wegnehmen, indem Sie das untere Bein leicht anwinkeln. Drehen Sie sich anschließend auf die linke Seite, dehnen Sie in gleicher Weise Ihren rechten Oberschenkel. Machen Sie die Übung dreimal. Um die Oberschenkelrückseite zu dehnen, drehen Sie sich wieder auf den Rücken. Lassen Sie Ihr rechtes Bein ausgestreckt, beugen Sie das linke in der Hüfte (etwa 90 Grad). Umfassen Sie nun mit beiden Händen die linke Kniekehle und strecken das Bein nach oben aus. Nun spüren Sie die Spannung an der Rückseite des linken Oberschenkels. Halten Sie auch hier die Spannung für einige Sekunden und lassen Sie dann wieder locker. Das Gleiche machen Sie anschließend mit dem rechten Bein. Auch diese Übung führen Sie dreimal aus.

Die Spannung muss an der Rückseite des Oberschenkels spürbar sein.

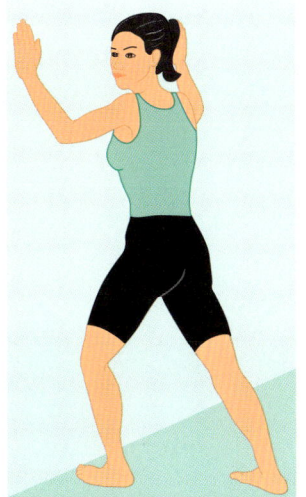

Übung 8 – Wade

Für die Dehnung der Wadenmuskulatur stellen Sie sich mit gestrecktem Rücken vor eine Wand und stützen sich mit beiden Händen etwa auf Kopfhöhe dort ab, sodass die Handflächen an der Wand liegen. Stellen Sie den linken Fuß etwa einen halben Schritt zurück. Beugen Sie das rechte Bein leicht und verlagern Sie dann Ihr Gewicht darauf.

TIPP

MEHR SPANNUNG

Bei ungenügender Spannung hilft es, wenn Sie das linke Bein etwas mehr nach hinten nehmen, also die eigene Schrittstellung ein wenig vergrößern.

Drücken Sie anschließend die linke Ferse auf den Boden, wobei Sie ein leichtes Ziehen in der rechten Wade verspüren sollten. Auch hier sollten Sie die Spannung einige Sekunden halten und dann locker lassen. Nehmen Sie danach das linke Bein wieder nach vorn, beugen Sie es leicht und verlagern Sie Ihr Gewicht darauf. Nun nehmen Sie das rechte Bein nach hinten und drücken auch hier die Ferse auf den Boden, um die rechte Wade zu dehnen. Diese Übung insgesamt drei- bis fünfmal durchführen.

Kräftigungsübungen

Übung 1 – Rückenmuskulatur

Mit dieser Übung kräftigen Sie Ihre Rückenmuskulatur. Legen Sie sich dazu der Länge nach auf den Bauch und strecken Sie Arme und Beine nach vorn bzw. nach hinten von sich weg. Halten Sie Ihren Kopf so, dass die Nase den Boden berührt, dann bleibt die Halswirbelsäule gestreckt.

Ein Hohlkreuz sollte vermieden werden.

Heben Sie nun beide Arme und den Rumpf leicht an, der Kopf bleibt dabei in seiner Position. Halten Sie die Spannung eine Weile. Achten Sie bei dieser Übung jedoch darauf, dass Sie kein Hohlkreuz machen (wenn Sie die Nase am Boden behalten, kann das eigentlich nicht passieren). Wiederholen Sie die Übung zehnmal. Eine Variante: Bleiben Sie in der gleichen Position. Heben Sie abwechselnd linkes Bein und rechten Arm bzw. rechtes Bein und linken Arm an. Auch hier wiederholen Sie die Übung zehnmal.

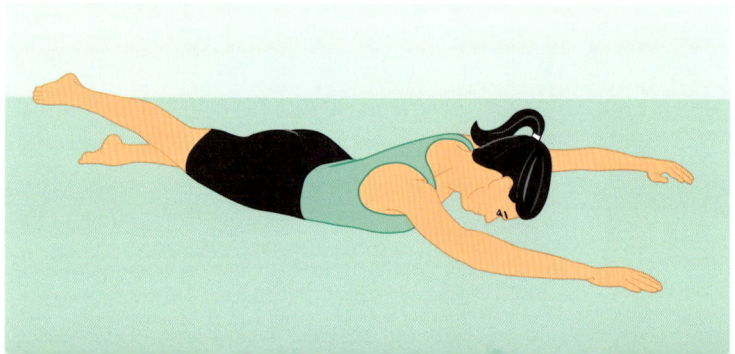

Die Muskulatur

Äußeres und inneres Skelett

Die Knochen geben dem Körper Festigkeit und halten den Menschen aufrecht. Müssten sie jedoch alle Last des Körpergewichts allein tragen, wären sie bald überfordert und würden in sich zusammenbrechen. Hier greift die Muskulatur. Die Muskeln arbeiten wie eine Art zweites, äußeres Skelett. Sind sie stark genug ausgeprägt, halten sie den Körper ebenfalls aufrecht, tragen einen Teil des Körpergewichtes und schonen und entlasten auf diese Weise das Knochenskelett. Inwieweit man seine Knochen (und v. a. die Wirbelsäule) also entlastet, liegt bei jedem selbst. Denn Fakt ist: Ein muskuläres Skelett bekommt man nicht geschenkt, sondern man muss es sich erarbeiten.

„Use it or lose it"

Menschen mit Rückenbeschwerden machen oft einen Fehler: Sie scheuen den Schmerz und schonen daher den Körper. Der Haken an der Sache ist jedoch: Muskeln, die nicht gefordert werden, bilden sich zurück. Wer schon einmal einen Gips tragen musste, kennt das Problem. Wird der Dauerverband nach sechs Wochen abgenommen, ist das ehemals gebrochene Bein dünner als das gesunde Bein. Kein Wunder: Es hat in den Wochen des Ruhens rund zehn Prozent seiner Muskulatur einbüßen müssen.

Sportler äußern häufig diesen Leitsatz: „Use it or lose it", was so viel heißt wie: „Nutze sie (die Muskeln) oder verliere sie." Dieses Motto drückt die Gefahr aus, die viele nicht erkennen: Wer den Körper schont, um ihn zu schützen, erreicht damit genau das Gegenteil: Muskelrückbildung.

Belastung bringt Entlastung

Ein gut ausgeprägtes Zusammenspiel von Bauch-, Gesäß- und Rückenmuskeln ist für einen gesunden Rücken unerlässlich. Beugen Sie Beschwerden vor, indem Sie sich ein festes Muskelskelett antrainieren.

Wer bereits Beschwerden hat, sollte ebenfalls in Bewegung bleiben – allerdings nicht auf eigene Faust. Ein Arzt sollte die Beschwerden begutachten und kann empfehlen, welche Art von Bewegung die Beschwerden lindern kann und welcher Sport ggf. noch mehr schadet.

Übung 2 – Rückenmuskulatur

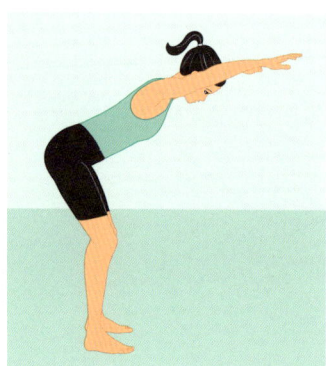

Noch eine Übung für kräftige Rückenmuskeln: Stellen Sie sich fest hin; der Rücken ist gerade, die Beine sind knapp hüftbreit auseinander. Strecken Sie die Arme gerade nach oben und senken Sie mit gestreckter Wirbelsäule (achten Sie darauf, dass Sie die Streckung beibehalten!) Ihren Oberkörper langsam nach unten, sodass Sie im Hüftgelenk eine Beugung von 90 Grad erreichen.

Auch die Knie beugen Sie dabei ein wenig. Achten Sie bitte unbedingt darauf, denn bei gestreckten Kniegelenken würde die Lendenwirbelsäule zu stark belastet werden. Halten Sie die nun eingenommene Stellung eine Weile, bevor Sie wieder in die Ausgangsposition zurückgehen. Wiederholen Sie fünfmal. Eine Variante: Knien Sie sich mit geradem Rücken hin, strecken Sie die Arme senkrecht nach oben. Beugen Sie ebenfalls die Hüfte um 90 Grad. Nähern Sie nun mit gestreckter Wirbelsäule Ihr Gesäß den Füßen und heben Sie es anschließend an. Die Arme strecken Sie dabei immer nach vorn. Heben und senken Sie das Gesäß jeweils zehnmal.

Übung 3 – Rücken- und Gesäßmuskulatur

Die Übung dient der Kräftigung von Rücken- und Gesäßmuskulatur. Ausgangsposition ist die Rückenlage. Strecken Sie zunächst die Beine von sich und legen Sie Ihre Arme leicht abgewinkelt neben den Körper. Stellen Sie nun das linke Bein auf, sodass der Fuß fest auf dem Boden steht und das Kniegelenk etwa einen 90-Grad-Winkel bildet.

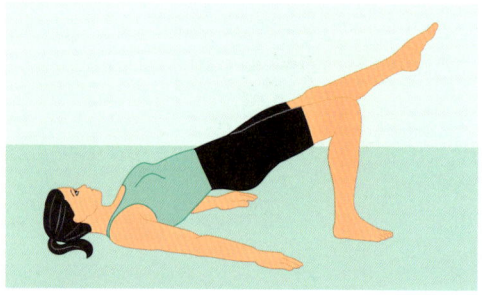

Strecken Sie anschließend das rechte Bein nach oben. Rechter Unterschenkel, beide Oberschenkel, Bauch und Brust sollen dabei eine Linie bilden. Variieren Sie vielleicht die Stellung des linken Beines etwas. Halten Sie diese Position einige Sekunden. Kehren Sie wieder in die Ausgangsposition zurück.

Machen Sie nun das Gleiche mit der anderen Seite, indem Sie das rechte Bein anwinkeln und das linke strecken. Führen Sie die Übung fünf- bis zehnmal durch.

Übung 4 - Bauchmuskulatur

Nun sind die Bauchmuskeln dran. Zu die-ser Übung liegen Sie auf dem Rücken, die Arme befinden sich neben dem Körper. Winkeln Sie Ihre Knie an, stellen Sie die Fersen fest auf den Boden.

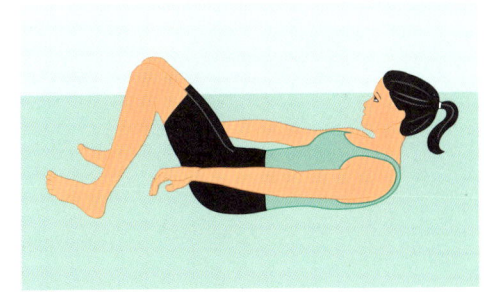

Heben Sie nun Kopf und Schultern etwas an. Auch die Arme heben Sie leicht und strecken sie nach vorn. Achten Sie darauf, dass der untere Teil der Brust- und die gesamte Lendenwirbelsäule bei der Übung am Boden bleiben und diesen stets berühren. Sie können entweder Schultern und Kopf im zügigen Wechsel heben und senken, oder aber die Spannung für einige Sekunden halten.

Machen Sie die Übung zehnmal. Sie können für diese Übung auch einen Stuhl verwenden, auf den Sie Ihre Knie legen. Die Arme strecken Sie dann nicht parallel zum Körper nach vorn, sondern schräg nach oben. Soge-nannte Situps sollten Sie tunlichst unterlassen, denn die Wirbelsäule wird dadurch übermäßig beansprucht.

Auch ein Stuhl kann bei dieser Übung hilfreich sein.

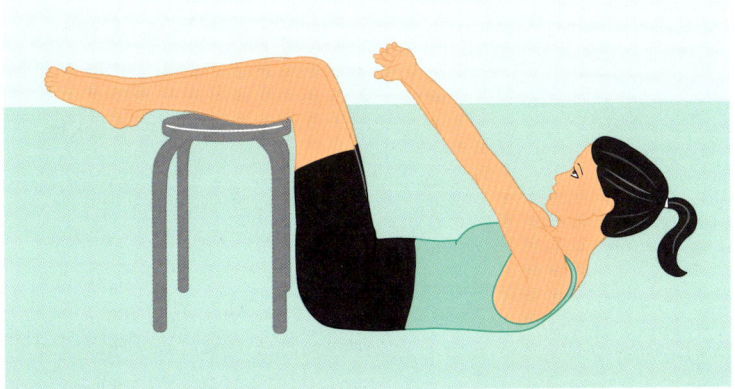

Übung 5 - Schräge Bauchmuskulatur

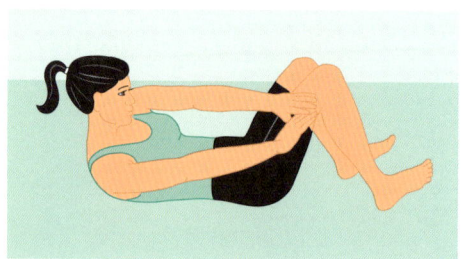

Diese Übung trainiert die schrägen Bauch-muskeln und funktioniert vom Prinzip her bis auf die durchgeführte Armbewegung ähnlich wie die vorherige Übung. Legen Sie sich auch hierzu auf den Rücken, die Arme neben dem Körper. Stellen Sie die Knie auf, sodass die Gelenke um etwa 90 Grad gebeugt sind.

Heben Sie auch bei dieser Übung Schultern und Kopf, sodass die untere Brust- und die Lendenwirbelsäule am Boden bleiben. Der Unterschied zur vorherigen Übung: Die Arme werden nicht parallel zum Körper nach vorn gestreckt. Führen Sie zunächst beide Arme (die Hände berühren sich) am linken Knie vorbei und strecken Sie sie schräg nach vorn. Gehen Sie dann wieder in die Ausgangsposition zurück und strecken Sie anschließend beide Arme schräg am rechten Knie vorbei. Führen Sie die Übung insgesamt zehnmal auf beiden Seiten aus.

Beide Arme wer-den schräg nach vorn gestreckt.

Übung 6 - Schultern und Arme

Auch Schultern und Arme wollen gekräftigt sein. Hierfür ist der klassische Liegestütz hervorragend geeignet. Gehen Sie dazu zunächst in den Vier-füßlerstand. Stützen Sie sich fest mit Ihren Armen auf den Handflächen auf, sodass sich die Handgelenke senkrecht unter den Schultergelenken befinden. Strecken Sie dann beide Beine nach hinten, sodass Sie sich auf den Zehenspitzen abstützen.

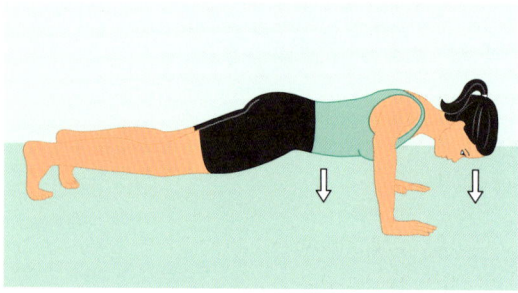

Nun führen Sie in bekannter Weise die Liegestütze aus, indem Sie sich mit Ihrem Oberkörper dem Boden nähern. Die Kraft dazu kommt ausschließlich aus Schultern und Armen. Achten Sie bei der Übung unbedingt darauf, dass Ihr Rücken gerade bleibt! Dafür ist schon ein

gewisses Maß an Kraft erforderlich. Wenn Sie diese
jedoch nicht haben, überlasten Sie den Schultergürtel
und dadurch, dass der Rücken durchhängt, auch die
Lendenwirbelsäule sehr stark. Für diesen Fall gibt es
einen vereinfachten Liegestütz, der Ihnen weniger
Kraft abverlangt. Gehen Sie dazu zunächst wieder in
den Vierfüßlerstand. Stützen Sie sich auch hier auf
Ihre Hände. Beugen Sie jetzt jedoch Hüfte und Knie-

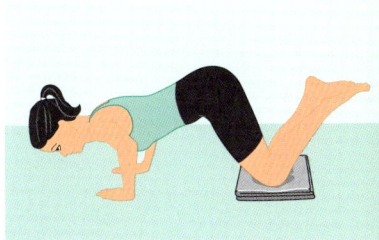

gelenke um jeweils 90 Grad, sodass Sie eine Art Dach bilden, dessen Spitze
der Po ist. Machen Sie dann in gewohnter Weise Ihre Liegestützen.

Sie werden sehen: Es ist hierfür wesentlich weniger Kraft erforderlich.
Wichtig ist aber auch hier, dass der Rücken gestreckt bleibt. Am besten
Legen Sie sich unter Ihre Knie ein Kissen oder etwas ähnliches, um diese
ein wenig abzupolstern. Versuchen Sie, zehn Liegestütze zu machen.

Übung 7 – Oberschenkelmuskulatur

Mit dieser Übung kräftigen Sie Ihre Oberschenkel. Auch diese Übung ist
sehr anstrengend, Sie können jedoch das Bewegungs-Ausmaß gerade
anfangs variieren und den Kraftaufwand allmählich steigern. Stellen
Sie sich mit geradem Rücken an eine Wand. Rutschen Sie an der Wand

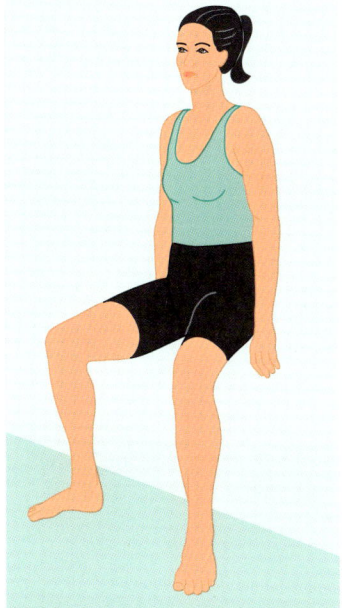

allmählich nach unten, bis die Knie
maximal um 90 Grad gebeugt sind.

Halten Sie diese Position einige Zeit,
richten Sie sich anschließend langsam wieder auf. Die Kniebeugung
um 90 Grad stellt die Maximalvari-
ante dieser Übung dar, die allerdings
recht anstrengend ist und für die
Sie ordentlich Kraft in den Beinen
benötigen. Beugen Sie daher anfangs
die Knie weniger; steigern Sie mit
zunehmender Beinkraft allmählich die Beugung. Führen Sie diese
Übung zehnmal durch.

**Die Kniebeugung
um 90 Grad er-
fordert viel Kraft
in den Beinen.**

107

Entspannungsübungen

Ein wichtiger Faktor für einen gesunden Rücken ist die Entspannung. Häufig rufen einfache Muskelverspannungen und -verhärtungen Schmerzen und große Probleme hervor. Während der Arbeit, wenn man immer die gleiche Tätigkeit, Bewegung oder Haltung ausführen oder einnehmen muss, baut der Rücken sozusagen Stress auf. In diesen Situationen können ein paar Entspannungsübungen hilfreich und entlastend sein.

Monotones Arbeiten bedeutet Stress für den Rücken.

Atemübungen

Die richtige Atmung ist eine Grundvoraussetzung für Entspannung. Das Entscheidende dabei ist, tief, gleichmäßig und ruhig zu atmen und nicht – wie es in dieser hektischen Zeit üblich geworden ist – zu flach und unruhig. Eine richtige Haltung ist der schnellste Weg, seine Atmung richtig zu automatisieren. Sie ermöglicht eine tiefe Lungenatmung, diese wiederum ist Garant für eine umfassende Sauerstoffzufuhr und sorgt für das richtige Ausatmen der verbrauchten Luft.

INFO

BEWUSST GÄHNEN

Gähnen drückt das Bedürfnis des Körpers nach Frischluftzufuhr aus. Der Mensch macht es entweder, weil er übermüdet ist, die Luft des Raumes zu abgestanden ist oder er verspannt ist. Gähnen sollte man – und zu Hause ist dies kein Problem – des Öfteren bewusst und absichtlich, wird dabei doch eine besonders tiefe Atmung erreicht. Rhythmisches Atmen wird durch diese Übung unterstützt: Man fängt bei 100 an, still rückwärtszuzählen und atmet bei jeder Zahl langsam aus. Dies wiederholt man drei bis fünf Minuten lang.

Von Natur aus atmet jeder Mensch richtig, aber durch Stress, schlechte Angewohnheiten und ein falsches Umfeld verlernen es viele in nur wenige Minuten. Folgende Übungen zeigen, wie mustergültiges Atmen funktioniert. Nie ein Gähnen unterdrücken!

Progressive Muskelentspannung

Bei dieser von Edmund Jacobson entwickelten Technik lernt man in sechs aufeinander aufbauenden Übungen, intensiver zu relaxen, indem stufenweise die willkürliche Muskulatur entspannt wird. Zur Durchführung dieser etwa 40 Minuten dauernden Übung legt man sich zunächst bequem mit dem Rücken auf den Boden. Schließen Sie die Augen und warten Sie, bis die Atmung tief und gleichmäßig ist. Heben Sie dann die rechte Hand und ballen Sie sie zur Faust.

Konzentrieren Sie sich auf die Spannung in Arm und Hand und spannen Sie die Muskeln noch ein wenig stärker an. Wichtig ist es, die Spannung einige Zeit zu halten. Danach öffnen Sie die Hand, lassen den Arm langsam sinken und lockern so die Muskulatur wieder. Das Gefühl dieses Spannungsabfalls ist mitentscheidend für den Erfolg der Übung. Das Gleiche macht man nun mit der linken Hand und dem linken Arm. Nach einer kurzen Ruhephase wiederholen Sie die Übung noch einmal mit beiden Seiten.

Der Spannungs-abfall muss spürbar sein.

Nach einer erneuten Ruhepause beginnt die zweite Phase der Übung, die Entspannung der Beine. Beginnen Sie wieder mit dem rechten Bein: Strecken Sie es, erst ein wenig, dann mehr. Die Spannung wird gehalten und erst nach einiger Zeit wieder gelockert. Ganz analog zu den Armen ist dann das andere Bein an der Reihe. Die Übung beginnt anschließend – nach der obligatorischen Pause – wieder von vorn.

Anschließend widmen Sie sich dem Gesicht. Dabei sollten alle Gesichts-muskeln angespannt und entspannt werden. Dazu verengen Sie die Augen zu Schlitzen, runzeln die Stirn, beißen die Zähne zusammen und bewegen die Mundwinkel hin und her. Abermals wird die Spannung erst gehalten und dann gelockert. Auch diese Übung wird wiederholt.

Entspannen Sie Ihre Gesichts-muskeln!

Als Nächstes sind die Nacken- und Rückenmuskulatur an der Reihe. Dazu ziehen Sie die Schulterblätter zusammen, während Sie gleichzeitig den Kopf nach vorn nehmen und den ganzen Körper auf den Boden pressen, zuerst leicht, später stärker. Nach einer neuerlichen Entspannung ist die Prozedur zu wiederholen. Anschließend lenken Sie die Aufmerksamkeit auf die Atmung. Sie atmen so tief wie möglich ein und halten den Atem dann an. Beim folgenden Ausatmen lässt man alle Luft aus sich heraus. Dieses Verfahren wird einige Male wiederholt – immer bei gleichmäßi-ger Atmung. Letzter Teil dieser Methode ist die nochmalige und völlige Entspannung aller Muskeln. Konzentrieren Sie sich nacheinander auf alle Muskeln und überprüfen Sie sie auf einen möglichen Rest an Anspannung. Diesen gilt es abzu-bauen. Damit ist die Übung zu Ende – und man selbst ganz entspannt und relaxt.

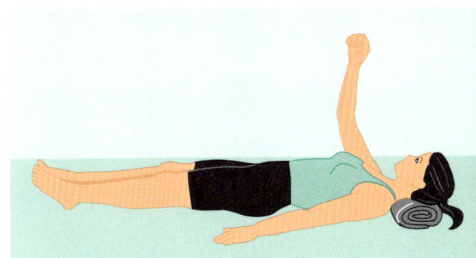

Mehr Übungen – für noch mehr Entspannung

Übung 1 – Gesamter Bewegungsapparat

Legen Sie sich der Länge nach auf den Rücken. Die Beine sind ausgestreckt und ein wenig gespreizt, die Arme liegen seitlich des Körpers. Liegen Sie völlig entspannt da. Bauen Sie anschließend ein wenig Spannung auf, indem Sie Ihre Zehen auf sich zu (also in Richtung Ihrer Nase) und das Kinn in Richtung Brust ziehen.

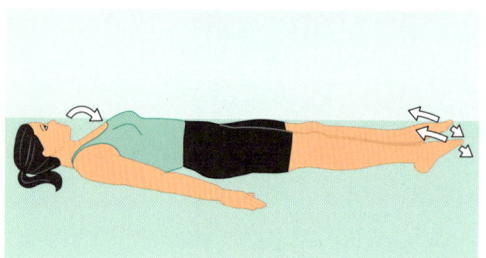

Halten Sie diese Spannung ein wenig und lassen Sie dann locker. Bleiben Sie anschließend wieder ganz entspannt liegen. Spannen Sie dann in der anderen Richtung an: Drücken Sie mit den Zehen nach unten, als wenn Sie sich von einer Wand abstoßen wollten. Nehmen Sie die Arme über Ihren Kopf und nach hinten und strecken Sie sich, als ob Sie etwas hinter Ihrem Kopf greifen wollten. Halten Sie auch diese Spannung etwas, bevor Sie wieder in die Ruheposition gehen. Spüren Sie die angenehme Entspannung, die sich in Ihrem Körper nach der Muskelanspannung ausbreitet.

Übung 2 – Nacken

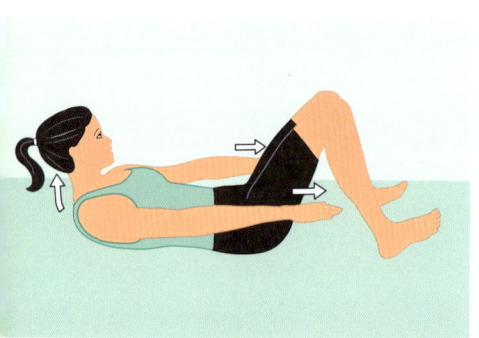

Auch zu dieser Übung legen Sie sich auf den Rücken, die Arme neben dem Körper. Stellen Sie Ihre Beine auf, sodass Sie Knie- und Hüftgelenke um etwa 90 Grad beugen. Strecken Sie Ihre Arme nach unten in Richtung Füße und ziehen Sie dabei Ihren Kopf nach oben. Halten Sie diese Spannung eine Weile und kehren Sie dann wieder in die Ausgangsposition zurück.

Ziehen Sie anschließend Ihre Schultern nach oben. Halten Sie auch hier die Spannung einen Moment. Nehmen Sie dann langsam die Schultern wieder nach unten. Legen Sie sich wieder ruhig hin und fühlen Sie die innere Entspannung.

Fühlen Sie die innere Entspannung!

Übung 3 – Brust- und Bauchatmung

Legen Sie sich wieder auf den Rücken, die Arme seitlich des Körpers. Versuchen Sie, völlig entspannt dazuliegen, und konzentrieren Sie sich auf Ihre Atmung. Es gibt zwei verschiedene Typen der Atmung: Die Bauchatmung, die durch das Zwerchfell geschieht, und die Brustatmung, die durch Dehnung des Brustkorbs zustande kommt.

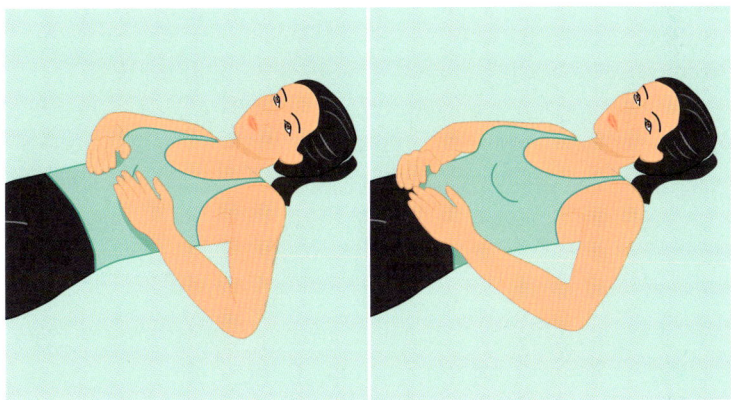

Bei starker körperlicher Anstrengung überwiegt die Brustatmung. In körperlicher Ruhe haben beide Typen etwa gleichen Anteil an der Atmung. Versuchen Sie zu Beginn, Ihre Bauchatmung zu spüren. Schließen Sie die Augen und legen Sie beide Hände auf Ihren Bauch.

Atmen Sie langsam ein und aus. Spüren Sie, wie sich beim Einatmen der Bauch nach außen wölbt und er beim Ausatmen wieder zusammensinkt. Fühlen Sie dies eine Weile. Anschließend konzentrieren Sie sich auf Ihre Brustatmung. Legen Sie nun die Hände seitlich auf Ihren Brustkorb. Fühlen Sie, wie er sich beim Einatmen hebt und beim Ausatmen wieder senkt. Spüren Sie dies eine Weile bewusst. Bleiben Sie anschließend noch für einige Zeit in der Anfangsposition liegen. Sie werden völlig entspannt sein.

Übungen für zwischendurch und unterwegs

Nicht immer sind Sie zu Hause und haben Zeit, die verschiedenen Übungen durchzuführen. So beispielsweise im Büro und bei der Arbeit. Doch auch unterwegs gibt es reichlich Möglichkeiten, seinem Rücken etwas Gutes zu tun, sei es in Bahn und Flugzeug oder auf dem Rastplatz während eines kurzen Zwischenstopps bei der Autofahrt. Gerade auf Reisen oder im Berufsalltag tut es einfach gut, zwischendurch einmal kurz innezuhalten, sich zurückzulehnen und ein wenig zu entspannen. Danach ist man erholt und die Motivation kommt von selbst wieder zurück.

Unterwegs zu sein, bedeutet nicht, sich keine Entspannungspause nehmen zu dürfen.

Schmerzen der Nacken, die Schultern oder der Rücken, dann heißt es Stift aus der Hand legen, sich fünf Minuten Zeit nehmen und eine kleine Pause einlegen. Die Übungen aus diesem Abschnitt können Sie unterwegs so gut wie überall machen. Wenn Sie zu der einen oder anderen Übung ein Hilfsmittel benötigen, so ist dies etwas, das i. d. R. immer zur Hand ist. Sollte das einmal nicht der Fall sein, lassen Sie einfach Ihre Fantasie spielen, denn ein ähnlicher Gegenstand ist meist schnell gefunden.

Übung 1 - Brust- und Bauchmuskulatur

Für alle, die während des Tages viel sitzen müssen, ist es wichtig, ab und zu einmal die Wirbelsäule zu strecken und die Muskeln zu dehnen, um Verspannungen vorzubeugen. Am besten führen Sie diese Übung im Sitzen auf Ihrem Schreibtischstuhl durch, doch auch im Bahn- oder Flugzeugsitz können Sie sich so (mit kleinen Einschränkungen) entspannen. Unterwegs stellen Sie dafür am besten die Rückenlehne ein wenig zurück.

Setzen Sie sich vollständig auf den Stuhl, sodass Sie die ganze Sitzfläche ausfüllen. Stellen Sie beide Füße fest auf den Boden, die Beine wieder etwa hüftbreit auseinander. Halten Sie Ihre Wirbelsäule gerade und strecken Sie den Oberkörper durch. Stützen Sie sich dazu an der Rückenlehne ab. Verschränken Sie beide Hände im Nacken, die Ellenbogen zur Seite. Beugen Sie sich nun sanft nach hinten, sodass Sie den gesamten Oberkörper

Stützen Sie sich an der Rückenlehne ab.

dehnen. Ihren Kopf stützen Sie dabei mit den Händen ab. Passen Sie beim Zurücklehnen auf, dass Sie die Wirbelsäule nicht überstrecken. Halten Sie die Spannung ein wenig und gehen Sie dann wieder in die Ausgangsposition zurück. Wiederholen Sie die Übung ein paarmal.

Übung 2 – Oberschenkel

Auch diese Übung ist für alle Vielsitzer gedacht und überall durchführbar. Sie dient dazu, die Oberschenkelmuskulatur zu dehnen. Schuhe mit hohen Absätzen sollten Sie vorher ausziehen. Setzen Sie sich wieder auf Ihren Stuhl, diesmal allerdings auf den vorderen Teil. Lassen Sie Ihr linkes Bein fest auf dem Boden.

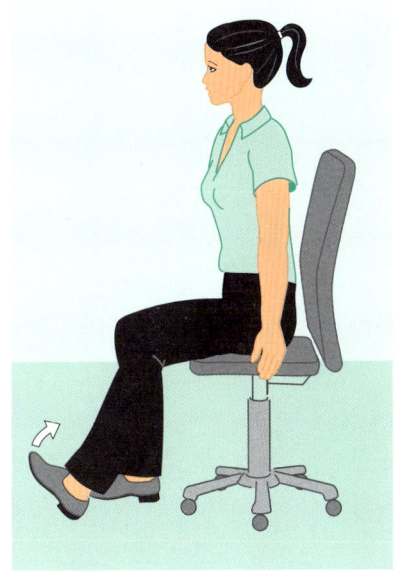

Das rechte Bein strecken Sie nun aus – und zwar so, dass die Ferse den Boden berührt. Ziehen Sie die Zehen ein wenig nach oben, also in Richtung Kniescheibe. Halten Sie Ihren Oberkörper gestreckt, die Wirbelsäule bleibt immer gerade! Beugen Sie sich nun mit dem Oberkörper langsam nach vorn, bis Sie ein leichtes Ziehen in Wade und Oberschenkel verspüren. Halten Sie die Spannung für etwa 30 Sekunden, lassen Sie danach wieder locker und kehren Sie in die Ausgangsposition zurück. Anschließend wechseln Sie die Beine ab, sodass nun das rechte Bein aufgestellt und das linke gestreckt ist.

Führen Sie diese Übung etwa fünfmal auf jeder Seite durch. Die Stärke der Spannung können Sie übrigens prima variieren, indem Sie die Zehen mehr oder weniger nach oben ziehen.

Übung 3 – Bauch- und Rückenmuskulatur

Eine weitere Übung im Sitzen: Setzen Sie sich hierfür auf Ihren Stuhl oder Sessel, sodass Sie die gesamte Sitzfläche ausfüllen. Die Füße stehen fest auf dem Boden, die Beine hüftbreit auseinander. Halten Sie den Oberkörper gestreckt, die Wirbelsäule bleibt gerade. Legen Sie eine Hand auf

TIPP

DAS INNERE AUGE

Führen Sie alle Übungen mit geschlossenen Augen durch. Das hat den psychologischen Effekt, dass man sich automatisch mehr auf die Ausführung der Übung und die jeweils beanspruchten Muskelgruppen konzentrieren kann.

den Bauch (Handinnenseite am Bauch), die andere auf den Rücken (Handrücken am Rücken). Beugen Sie sich nun mit gestreckter Wirbelsäule langsam um etwa 30 Grad nach vorn. Richten Sie sich anschließend wieder auf. Führen Sie die gleiche Bewegung nun nach hinten durch, bis Sie sich um ungefähr 30 Grad geneigt haben. Begeben Sie sich dann wieder in die Ausgangsposition und wiederholen Sie das Ganze ein paarmal.

Variante: Nehmen Sie die Ausgangsposition ein, legen Sie dabei allerdings Hände und Unterarme auf die Oberschenkel. Beugen Sie sich nun so leicht nach vorn. Nehmen Sie dann die Arme hoch und strecken Sie sie aus, sodass sie mit Ihrem Oberkörper einen Winkel von etwa 90 Grad bilden. Ziehen Sie nun mit den Armen nach vorn, bis eine leichte Spannung entsteht. Halten Sie diese für 30 Sekunden, dann geht es wieder in die Ausgangsposition. Diese Übung fünfmal wiederholen.

Übung 4 - Nackenmuskulatur

Setzen Sie sich auf einen Stuhl und nehmen Sie mit Ihrem Gesäß die ganze Sitzfläche ein. Die Füße stehen wieder fest auf dem Boden, die Beine sind hüftbreit auseinander. Nehmen Sie beide Arme nach oben und strecken Sie sie zur Seite aus, sodass sie eine waagerechte Linie bilden. Die linke Handfläche ist nach oben gerichtet, die rechte zeigt zum Boden. Drehen Sie Ihren Kopf nun nach links, sodass Sie in die linke Handfläche blicken.

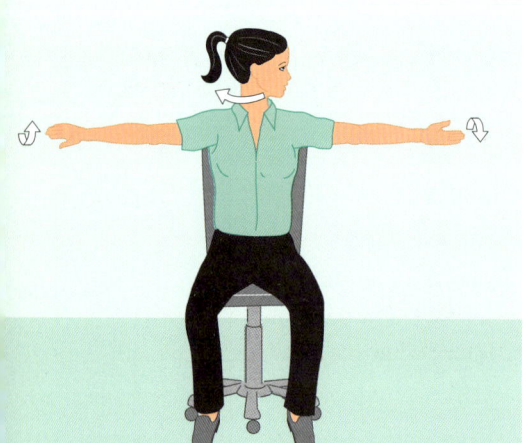

Drehen Sie den Kopf anschließend zur rechten Seite und dabei gleichzeitig die rechte Handfläche nach oben und die linke nach unten. Der Kopf blickt nun also nach rechts in die rechte Handfläche und die linke zeigt zum Boden. Wiederholen Sie die Übung dann einige Male.

Übung 5 - Nackenmuskulatur

Setzen Sie sich für diese Übung wieder gerade auf die gesamte Sitzfläche eines Stuhles, die Beine sind erneut hüftbreit auseinander und die Füße stehen fest auf dem Boden. Drehen Sie den Kopf zur linken Schulter und bewegen ihn anschließend auf und ab, ähnlich einer bejahenden Kopfbewegung. Der Rücken bleibt dabei gerade. Wiederholen Sie dies dreimal. Drehen Sie nun den Kopf zur rechten Schulter und nicken Sie ebenfalls dreimal nach oben und unten. Die ganze Übung wiederholen Sie dreimal.

Übung 6 - Nackenmuskulatur

Diese Übung ist eine kleine Abwandlung von Übung 5. Setzen Sie sich dazu genauso hin wie dort beschrieben. Halten Sie den Kopf in der Mitte und nähern Sie das Kinn dem Brustbein. Drehen Sie nun den Kopf leicht nach rechts und links, ähnlich einer verneinenden Kopfbewegung. Wiederholen Sie die Bewegung fünfmal nach jeder Seite, gehen Sie anschließend in die Ausgangsposition und pausieren Sie kurz. Auch diese Übung wiederholen Sie nun dreimal.

Übung 7 - Unterer Rücken und Lendenwirbelsäule

Diese Übung ist für alle gut, die während des Tages viel stehen müssen. Sie entspannt den Rücken, v. a. im Bereich der Lendenwirbelsäule. Stellen Sie sich dafür an eine Wand, in einen Türrahmen oder an eine geschlossene Türe. Ihre Füße stehen dabei etwa eine Fußlänge vor der Wand, die Knie sind leicht gebeugt. Wichtig ist auch hier, dass Sie den Rücken gerade halten. Achten Sie darauf, dass Sie mit dem gesamten Oberkörper die Wand berühren. Strecken Sie Ihre Arme leicht zur Seite, Arme und Handrücken berühren ebenfalls die Wand. Kippen Sie nun Ihr Becken nach hinten und drücken Sie damit Ihre Lendenwirbelsäule an die Wand.

 TIPP

SELBSTKONTROLLE

Klemmen Sie ein dünnes Kissen oder ein zusammengefaltetes Handtuch zwischen Lendenwirbelsäule und Wand. Damit das Kissen nicht zu Boden fällt, müssen Sie ständig engen Kontakt zur Wand halten. Auf diese Weise können Sie selbst kontrollieren, ob Sie die Übung richtig ausführen – und außerdem macht das weiche Handtuch oder Kissen die Berührung mit der kalten Wand um einiges angenehmer.

Der Rücken muss gerade gehalten werden.

Kippen Sie anschließend Ihr Becken nach vorn, sodass sich die Lendenwirbelsäule wieder von der Wand entfernt. Versuchen Sie, einen fließenden Übergang zwischen diesen Bewegungen zu schaffen und wiederholen Sie das Ganze einige Male.

Übung 8 – Seitliche Rumpfmuskulatur

Für diese Übung stellen Sie sich hin, die Beine hüftbreit auseinander, den Rücken gerade. Nehmen Sie in jede Hand ein Buch, eine Flasche oder etwas Ähnliches. Strecken Sie nun beide Arme nach vorn von sich. Schieben Sie den rechten Arm weit nach vorn und nehmen gleichzeitig

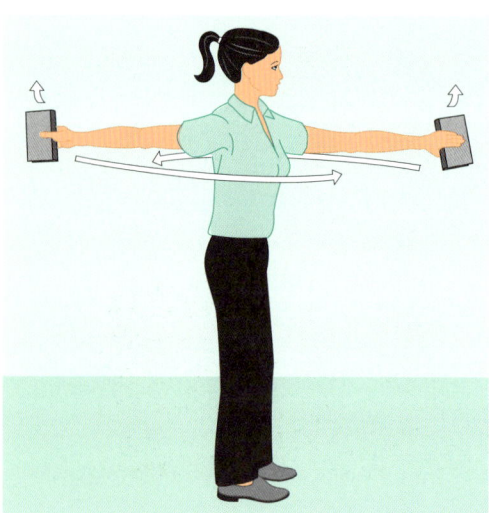

den linken nach hinten, ähnlich den Armbewegungen beim Joggen, nur dass sich bei dieser Übung die Arme etwa auf Brusthöhe befinden sollten.

Versuchen Sie so, eine Spannung aufzubauen, und halten Sie diese. Wechseln Sie anschließend die Arme und machen Sie das Gleiche mit der anderen Seite. Bitte achten Sie dabei darauf, dass Sie den Rücken gerade halten und nicht in der Wirbelsäule drehen. Wiederholen Sie dies zehnmal. Sie können eine kurze Pause einlegen und zwei bis fünf Durchgänge machen.

Übung 9 – Schultermuskulatur

Stellen Sie sich wie in Übung 8 beschrieben hin und nehmen Sie die gleichen Gegenstände in die Hände. Halten Sie beide Arme auf Schulterhöhe und führen sie auseinander, sodass sie eine gerade Linie parallel zum Boden bilden. Federn Sie nun mit beiden Armen nach hinten und bauen Sie dabei eine leichte Spannung auf. Halten Sie diese für fünf bis zehn Sekunden. Danach lockern Sie die Spannung wieder. Halten Sie die Arme jedoch noch eine Weile oben und führen Sie sie dann gestreckt langsam nach unten in Richtung Oberschenkel, ohne diese jedoch zu berühren.

Nehmen Sie die Arme jetzt wieder nach oben und wiederholen die Bewegung zehnmal. Wiederholen Sie diese gesamte Übung zweimal.

Übung 10 - Schultermuskulatur

Stellen Sie sich in gewohnter Weise hin und greifen Sie mit beiden Händen ein langes Lineal, einen Besenstiel, eine zusammengerollte Zeitung oder etwas Ähnliches. Die Handrücken zeigen dabei nach oben. Halten Sie den Gegenstand eng vor der Brust. Beugen Sie sich nun langsam nach vorn, lassen Sie dabei aber die Wirbelsäule gerade. Nehmen Sie beide Hände mit dem Gegenstand langsam nach unten in Richtung Fußboden, dann wieder nach oben bis zur Brust. Wiederholen Sie dies zehnmal. Nach einer kurzen Pause lassen Sie noch einmal ein bis zwei Durchgänge folgen.

Übung 11 - Schultermuskulatur

Diese Übung ist eine Variante der vorhergehenden Übung. Stellen Sie sich wie dort beschrieben mit dem gleichen Gegenstand in den Händen hin. Halten Sie den Gegenstand eng vor die Brust, die Ellenbogen zeigen nach außen. Ziehen Sie nun mit beiden Armen nach außen, bis eine Spannung entsteht. Halten Sie diese 30 Sekunden, dann locker lassen. Wiederholen Sie die Übung fünfmal.

Massage zum Wohlfühlen

Nach all den Gymnastiübungen kann ein wenig Entspannung nicht schaden. Dazu haben Sie ja auch schon ein paar Übungen kennengelernt. Eine andere Möglichkeit, um Anspannungen fallenzulassen, ist die Massage. Das ganze Gebiet ausführlich darzustellen würde den Rahmen dieses Ratgebers sprengen. Es werden daher hier nur einige Grundzüge dargestellt, die sich auch ausschließlich auf den Rücken beziehen.

Massage ist Entspannug für die Seele.

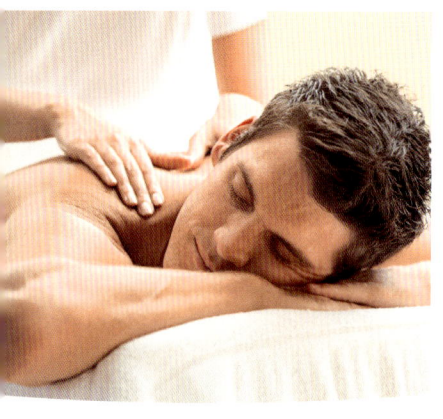

Zur Massage braucht es immer einen Massierenden und einen Massierten. Am besten ist es natürlich, wenn Sie sich diese Aufgaben mit Ihrem Partner abwechselnd teilen. Wichtig ist, dass Sie vor Beginn der Massage eine Atmosphäre zum Wohlfühlen schaffen. Gedämpftes Licht, die passende Musik und wohlriechende Massageöle können dazu beitragen. Sie können Ihr persönliches Lieblings-Massageöl auch leicht selbst herstellen, indem Sie einfach eine Schüssel Olivenöl mit ein paar Spritzern Ihres Lieblingsparfüms mischen. Noch besser: Wärmen Sie das Olivenöl vorher an (z. B. in einem Topf), bis es etwa handwarm ist. So ist es für den Massierten noch angenehmer. Unerlässlich ist auch die richtige Raumtemperatur, denn der Entspannungseffekt kommt gar nicht erst auf, **Partner können sich abwechselnd massieren.** wenn Sie frieren und Gänsehaut haben. Da Sie in aller Regel unbekleidet sind, wenn Sie sich massieren lassen, sollten Sie daher schon vorher dafür sorgen, dass es im Zimmer warm genug ist.

Vorheriges Einölen des Rückens mindert die Hautreibung und ermöglicht ein besseres Gleiten der Hände. Davon abgesehen ist das Einölen ein guter Beginn der Massage. Ein Partner legt sich dazu ganz entspannt auf den Bauch, den Kopf zur Seite und die Arme seitlich am Körper ausgestreckt. Der andere kniet am Kopfende. Geben Sie nun zuerst etwas Massageöl auf den Rücken Ihres Partners und verteilen Sie es mit beiden Händen von den Schultern an rechts und links der Wirbelsäule entlang mit einem langen, streichenden Griff abwärts bis zu den Pobacken. Dort streichen Sie mit den Händen zur Außenseite und fahren dort wieder mit einem langen, streichenden Griff entlang nach oben bis zu den Schultern. Wiederholen Sie dies so lange, bis der Rücken des Partners gut eingeölt und warm ist.

Kneten Sie nun zuerst die rechte Schulter Ihres Partners oder Ihrer Partnerin um das Schulterblatt herum mit beiden Händen sanft durch. Anschließend kreisen Sie mit

■ TIPP

WÄRME FÜR DIE SEELE

Um die Muskeln optimal auf die folgenden Kneteinheiten vorzubereiten, kann man zehn Minuten vor Massagebeginn ein Heizkissen oder eine Wärmflasche auf die Stellen legen, die gleich massiert werden sollen. Durch die Wärme lösen sich erste Verspannungen aus den Muskeln und auch die Seele kommt zur Ruhe.

dem Daumen mit kräftigen Bewegungen im Dreieck zwischen innerem Schulterblattrand, Wirbelsäule und Halsansatz, um auch die tieferen Muskelschichten zu erreichen. Fahren Sie danach mit beiden Daumen abwechselnd vom Halsansatz nach unten bis etwa zur Rückenmitte und zurück. Nach einer Wiederholung bearbeiten Sie auf die gleiche Weise die andere Körperseite.

Schieben Sie dann eine Hand unter die Schulter des Partners und massieren Sie mit den Fingern der anderen Hand die Gegend des Schulterblattes zunächst mit geraden Strichen, dann mit kreisenden Bewegungen. Kneten Sie anschließend Haut und Muskulatur am Oberrand der Schulter zwischen Halsansatz und Wirbelsäule und danach kräftig die Nackenmuskulatur durch. Nun bearbeiten Sie auf die gleiche Weise die Gegenseite. Widmen Sie sich nun dem unteren Rücken. Kreisen Sie zunächst mit beiden Händen am Kreuzbein entlang, gleiten Sie anschließend zu den Pobacken herunter und kneten Sie die Gesäßmuskulatur kräftig durch. Legen Sie nun eine Hand der Länge nach auf die Wirbelsäule des Partners, sodass Ihre Finger zu dessen Kopf zeigen. Legen Sie Ihre andere Hand quer über die erste und schieben Sie mit beiden Händen langsam vom Kreuzbein bis zum Nacken nach oben. Bearbeiten Sie anschließend mehrmals den gesamten Rücken beiderseits der Wirbelsäule, indem Sie vom Steißbein bis zum Nacken mit beiden Daumen rechts und links kleine, kräftige kreisende Bewegungen vollführen. Nach einer kurzen Entspannungsphase werden die Rollen getauscht.

Das Wichtigste auf einen Blick

Was muss man beachten, um im Stehen eine gesunde Haltung einzunehmen?

Um im Stand eine aufrechte Haltung einzunehmen, ist es erforderlich, das Körpergewicht gleichmäßig auf beide Beine zu verteilen. Vermeiden Sie möglichst das Tragen hoher Absätze – eine Fehlhaltung wäre hier vorprogrammiert. Wichtig ist es außerdem, die Last von der Wirbelsäule zu nehmen. Spannen Sie dafür Bauch-, Rücken- und Pomuskeln fest an, sodass die Muskeln das Tragen des Körpergewichts zu einem Teil übernehmen. Die Schultern sollten ferner besser locker hängen, statt steif nach oben gezogen zu werden.

Worauf muss man achten, um rückenfreundlich zu sitzen?

Auch beim rückengerechten Sitzen kommt es maßgeblich auf die feste Anspannung der Muskulatur an, da auf diese Weise die Wirbelsäule entlastet werden kann. Auch für die Schultern gilt wieder: Locker hängen lassen – niemals nach oben ziehen. Achten Sie ferner darauf, dass Sie die Beine parallel und leicht geöffnet halten. Ein Überkreuzen oder Überschlagen der Beine führt oft zu einer unangenehmen Überdehnung der Bänder und Sehnen im Lendenwirbelbereich.

Wie hebt man Gegenstände auf, ohne den Rücken zu belasten?

Solange die Wirbelsäule in einer geraden, also aufrechten Haltung ist, federn die (gesunden) Bandscheiben Belastungen (wie z. B. durch schweres Heben) ab. Befindet sich die Wirbelsäule jedoch in einer Krümmung, geschieht es schon eher, dass Wirbel leichte Stauchungen erfahren. Versuchen Sie also immer, sich mit einem geraden Rücken zu bücken. Besser, als sich durch eine Rückenkrümmung zum Boden zu neigen, ist es, einfach in die Knie zu gehen.

Kann Sport Rückenbeschwerden vorbeugen oder gar lindern?

Durch Sport kräftigt man die Muskulatur, die dafür verantwortlich ist, die Wirbelsäule zu stützen. Je ausgeprägter die Muskeln sind, desto besser werden die Wirbel entlastet. Außerdem sorgt sportliche Bewegung für eine bessere Zirkulation des Blutes, sodass Muskelverspannungen vorgebeugt werden kann. Sport ist also eine gute „Medizin" gegen Rückenbeschwerden.

Welcher Sport tut dem Rücken gut?

Einem gesunden Rücken kann grundsätzlich keine Sportart schaden, die nicht in einem extremen Übermaß betrieben wird. Wer aber bereits Beschwerden mit seinem Rücken hat, der verzichtet besser auf Sportarten wie Jogging, Kunstturnen oder Volleyball, die dem Körper starke Erschütterungen oder der Wirbelsäule zeitweise Stauchungen zufügen. Für Rückenpatienten besser geeignet sind Sportarten wie Schwimmen, Walken oder Radfahren, da hierbei der Wirbelsäule keine Erschütterungen widerfahren.

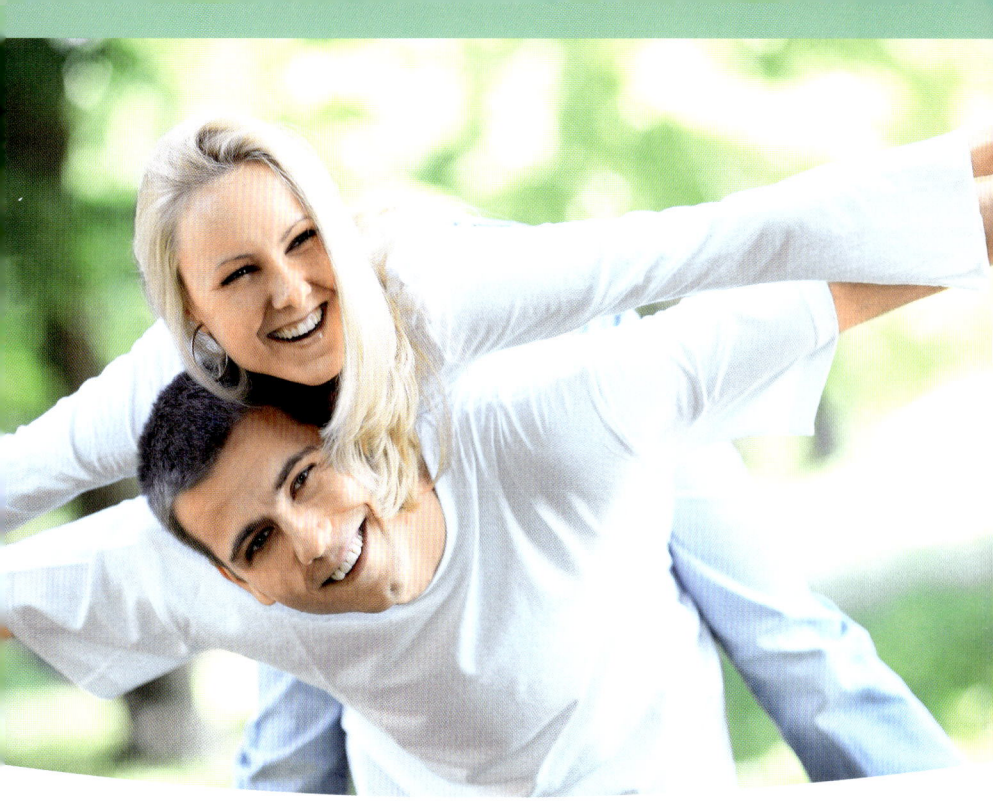

Serviceteil

Hilfreiche Adressen und verlässliche
Ansprechpartner in Sachen Rückenschmerzen und Austauschmöglich-
keiten über individuelle Erfahrung
mit Rückenproblemen finden Sie hier.

Hilfreiche Adressen

Fort- und Weiterbildungsmöglichkeiten der Akademie der Schmerzpsychotherapie der DGPSF e. V. (s. S. 123) richten sich an Psychotherapeuten, die sich für eine Qualifizierung in diesem Berufsbild interessieren. Sie entsprechen den seit dem 01.01.2006 gültigen Richtlinien von vier großen deutschen Schmerzgesellschaften (DGPSF, Deutsche Gesellschaft zum Studium des Schmerzes, Deutsche Gesellschaft für Schmeztherapie sowie Deutsche Migräne- und Kopfschmerzgesellschaft).

Akademie der Schmerzpsychotherapie der DGPSF e. V.
Dr. Paul Nilges, Prof. Dr. Michael Hüppe
Obere Rheingasse 3, 56154 Boppard
Tel.: (Prof. Dr. Hüppe) 04 51 / 5 00 62 14
E-Mail: info@dgss.org
Internet: www.schmerzpsychotherapie.net

Der Bundesverband der deutschen Rückenschulen (BdR) e. V. gibt Hilfestellung bei der Gründung und Durchführung von Rückenschulen und Rückenkursen, fördert und betreut wirbelsäulenbezogene Selbsthilfegruppen und organisiert Informations- und Fortbildungsveranstaltungen.

Bundesverband der deutschen Rückenschulen e. V.
Postfach 1124, 30011 Hannover
Tel.: 05 11 / 3 50 27 30, Fax: 05 11 / 3 50 58 66
E-Mail: info@bdr-ev.de
Internet: www.bdr-ev.de

Die Bundesvereinigung Prävention und Gesundheitsförderung (BVPG) wirkt u. a. über zentrale Bundesgremien, Arbeitsweise, Tagungen, Veröffentlichungen zum Thema bei der fachlichen Diskussion mit.

Bundesvereinigung Prävention und Gesundheitsförderung e. V.
Heilsbachstraße 30, 53123 Bonn
Tel.: 02 28 / 98 72 70, Fax: 02 28 / 6 42 00 24
E-Mail: info@bvpraevention.de
Internet: www.bvpraevention.de

Die Deutsche Gesellschaft für psychologische Schmerztherapie und -forschung (DGPSF) ist die wissenschaftliche Fachgesellschaft für psychologische Schmerzexperten in Forschung, Weiterbildung und spezieller schmerzpsychotherapeutischer Versorgung und erarbeitet Richtlinien für die Qualitätssicherung der Schmerzpsychotherapie.

Deutsche Gesellschaft für
psychologische Schmerztherapie und -forschung e. V.
Schmerzklinik im Zentrum Anästhesiologie, Rettungs- und Intensivmedizin
Universitätsmedizin Göttingen
Robert-Koch-Str. 40, 37075 Göttingen
Tel.: 05 51 / 39 88 16, Fax: 05 51 / 39 41 64
E-Mail: praesidium@dgpsf.de
Internet: www.dgpsf.de

Die Deutsche Gesellschaft für Rheumatologie e. V. (DGRh) ist die größte medizinische Fachgesellschaft in Deutschland im Bereich der Rheumatologie. Sie fördert wissenschaftliche Konzepte der Weiter- und Fortbildung von Ärzten und medizinischen Assistenten sowie Patienten.

Deutsche Gesellschaft für Rheumatologie
Luisentr. 41, 10117 Berlin
Tel.: 0 30 / 24 04 84 70, Fax: 0 30 / 24 04 84 79
E-Mail: info@dgrh.de
Internet: www.dgrh.de

Die Förderung der Gesundheit und gesundheitsbewusster Verhaltensweisen stehen im Mittelpunkt der Verbandsarbeit des Deutschen Verbandes für Gesundheitssport und Sporttherapie e. V. (DVGS), der auch Abschlüsse, Aus-, Fort- und Weiterbildungen zur Weiterqualifikation für bewegungsbezogene Gesundheitsförderung und Sporttherapie anbietet.

Deutscher Verband für Gesundheitssport und Sporttherapie e. V.
Vogelsanger Weg 48, 50354 Hürth Efferen
Tel.: 0 22 33 / 6 50 17, Fax: 0 22 33 / 6 45 61
E-Mail: dvgs@dvgs.de
Internet: www.dvgs.de

Die Deutsche Schmerzhilfe e. V. (DSH) engagiert sich aktiv bei der Entwicklung von Schmerztherapien. Über neue Therapie- und Diagnose-möglichkeiten informiert die DSH durch Informationsbroschüren, im persönlichen Gespräch und auch per Telefon, E-Mail, Fax und Post.

Deutsche Schmerzhilfe e. V.
Sietwende 20, 21720 Grünendeich
Tel.: 0 41 42 / 81 04 34, Fax: 0 41 42 / 81 04 35
E-Mail: geschaeftsstelle@schmerzhilfe.org
Internet: www.schmerzhilfe.org

Die Deutsche Schmerzliga e. V., eine Organisation für Patienten mit chro-nischen Schmerzen, vermittelt Informationen über die Möglichkeiten der modernen Schmerztherapie und über spezialisierte Einrichtungen.

Deutsche Schmerzliga e. V.
Adenauerallee 18, 61440 Oberursel
Tel.: 07 00 / 375 375 375 (Mo.–Fr. 9.00–12.00 Uhr), Fax: 07 00 / 375 375 38
E-Mail: info@schmerzliga.de
Internet: www. schmerzliga.de

Das Deutsche Grüne Kreuz ist eine gemeinnützige Vereinigung (e. V.) zur Förderung der gesundheitlichen Vorsorge und Kommunikation in Deutschland.

DEUTSCHES GRÜNES KREUZ e. V.
Im Kilian
Schuhmarkt 4, 35037 Marburg
Tel.: 0 64 21 / 29 30, Fax: 0 64 21 / 2 29 10
E-Mail: dgk@kilian.de
Internet: www.dgk.de

Das DWI ist Aus- und Fortbildungsinstitution für (Nordic) Walking.

Deutsches Walking Institut
Alte Wolterdingerstr. 68, 78166 Donaueschingen
Tel.: 07 71 / 6 02 69 48, Fax: 07 71 / 1 58 83 35

E-Mail: info@walking.de
Internet: www.walking.de

Das „Forum: Gesunder Rücken – besser leben e. V." führt Fortbildungskurse
nach der „Neuen Rückenschule" für Rückenschullehrer/innen durch. Das
Referententeam besteht aus Dipl.-Sportlehrern, Ärzten, Physiotherapeuten
und Psychologen.

Forum: Gesunder Rücken – besser leben e. V.
Postfach 3564, 65025 Wiesbaden
Tel.: 06 11 / 5 89 38 36, Fax: 06 11 / 5 89 38 32
E-Mail: post@forum-ruecken.de
Internet: www.forum-ruecken.de

Beim ISG e. V., einer Stiftung zur Förderung der innovativen Systemergonomie
und Gesundheit im Büro, werden Gesundheitsmodelle in der Praxis erprobt, Fort-
bildungsrichtlinien erstellt sowie Fort- und Weiterbildungsmaßnahmen entwickelt
und durchgeführt. Die ISG ist dabei präsent durch Vorträge auf Kongressen, Semi-
naren und Vortragsreihen sowie durch Schriften und Presseveröffentlichungen.

**ISG – Stiftung zur Förderung der innovativen Systemergonomie
und Gesundheit im Büro**
Engelbergerstr. 19, 79106 Freiburg
Tel.: 0 74 31 / 1 34 90 45, Fax: 0 74 31 / 1 34 90 44
E-Mail: info@isg-systemergonomie.de
Internet: www.isg-systemergonomie.de

Der „Verband Physikalische Therapie – Vereinigung für die physiothera-
peutischen Berufe (VPT) e. V." ist einer der größten Heilmittelverbände in
Deutschland, der auch Fortbildungen anbietet.

Verband Physikalische Therapie e. V.
Bundesgeschäftsstelle
Hofweg 15, 22085 Hamburg
Tel.: 0 40 / 22 72 32 22, Fax: 0 40 / 22 72 32 29
E-Mail: info@vpt-online.de
Internet: www.vpt-online.de

Empfehlenswerte Links

Die hier empfohlenen Interseiten bieten im Allgemeinen seriöse und umfassende Informationen zur Thematik der Rückenschmerzen und-Therapie an (Suchfunktion). Sie können und sollen aber auf keinen Fall den Besuch beim Arzt ersetzen. Eine Garantie auf Aktualität der Adressen kann nicht übernommen werden.

www.starker-ruecken.com
Informationsseiten zum Thema Rückenschmerzen. Hier finden Sie Rückenübungen, Wirbelsäulengymnastik, Links zu Seiten mit Bandscheibeninformationen, Buchtipps rund um den Rücken und seriöse Shops, bei denen Sie Ihre Trainingsgeräte und Hilfsmittel bestellen können. In einem Blog können sich Interessierte und Betroffene über eigene Erfahrungen austauschen und informieren.

www.medi-deutschland.de
Der MEDI Verbund ist eine fachübergreifende Gemeinschaft von Vertragsärzten und Vertragspsychotherapeuten.

www.onmeda.de
Das Gesundheitsportal bietet ein großes Repertoire an Artikeln, Medikamenteninfos, Therapieformen und auch Informationen zu Symptomen und Ursachen für Patienten mit Rückenschmerzen.

www.agr-ev.de
Der Verein „Aktion Gesunder Rücken" arbeitet eng mit Fachverbänden aus der Medizin zusammen.
Die Homepage bietet Wissen über die Ursachen von Rückenleiden bzw. Lösungsansätze – in Form von Empfehlungen, Tipps und dem „AGR Gütesiegel" für Produkte, welche den Menschen rückengerecht durch den Alltag begleiten können.

www.forum-schmerz.de
Seite mit Forum, hilfreichen Links, Informationen zu Aufbau und Bausteinen der Wirbelsäule, Funktion der Bandscheiben, Broschüre „Aktiv gegen Rückenschmerzen" zum Download.

Register

Bildnachweis

Wir bedanken uns bei allen Bildlieferanten, die uns durch die Bereitstellung von Abbildungen freundlicherweise unterstützt haben.

fotolia.com: amridesign 3, 6/7; kristian sekulic 4, 121; Udo Kroener 8; Vladimir Drovalen 9; StudioAraminta 11; elvira gerecht 13; Surrender 15; lolipep 16, 49; Sebastian Kaulitzki 17; Ivonne Wierink 22; fred goldstein 24, 103; tomas del amo 26; tm-photo 28, 82; olly 32/33; Robert Kneschke 34; Kzenon 39; Johanna Mühlbauer 45; Martinan 51; Gordon Bussiek 53; Patrizia Tilly 56; Walter Luger 60; Dimitrije Paunovic 64; drubig-photo 70/71; Rtimages 72; Tomasz Trojanowski 86; Monkey Business 118; djd deutsche journalistendienste: djd/Staatsbad und Touristik Bad Bocklet GmbH 3, 59; djd/Ekornes Fetsund 19; djd/Hotel Mirabell 31, 62; djd/Schuster Public Relations & Media Consulting 38, 69; djd/Basica 43; djd/Karstadt Quelle Versicherungen 48; djd/Paradies 66; djd/Allianz Leben 74; djd/Ekornes 77; djd/Ekornes Fetsund AS 79; djd/Jentschura 81; djd/Elektro 84; djd/Tourismusverband Naturpark Reutte 4, 88
Illustrationen: Leonhard Büttner